Christian Haimerl

FREI VON ANGST
UND PANIKATTACKEN
IN ZWEI SCHRITTEN

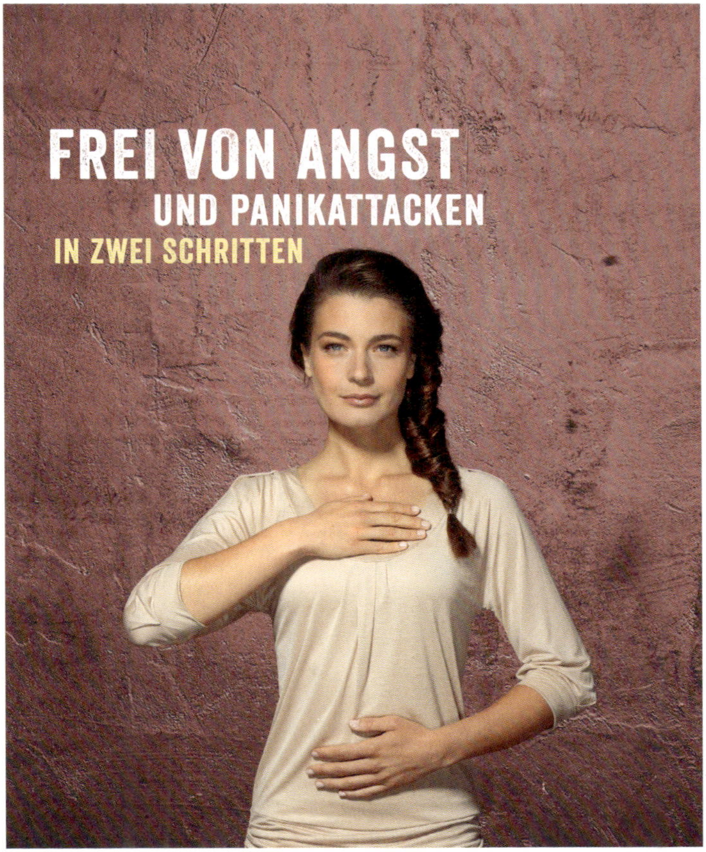

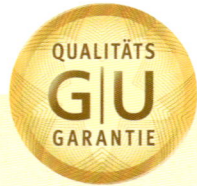

DIE GU-QUALITÄTS-GARANTIE

Wir möchten Ihnen mit den Informationen und Anregungen in diesem Buch das Leben erleichtern und Sie inspirieren, Neues auszuprobieren. Bei jedem unserer Produkte achten wir auf Aktualität und stellen höchste Ansprüche an Inhalt, Optik und Ausstattung. Alle Informationen werden von unseren Autoren und unserer Fachredaktion sorgfältig ausgewählt und mehrfach geprüft. Deshalb bieten wir Ihnen eine 100 %ige Qualitätsgarantie.

Darauf können Sie sich verlassen:
Wir legen Wert darauf, dass unsere Gesundheits- und Lebenshilfebücher ganzheitlichen Rat geben. Wir garantieren, dass:
• alle Übungen und Anleitungen in der Praxis geprüft und
• unsere Autoren echte Experten mit langjähriger Erfahrung sind.

Wir möchten für Sie immer besser werden:
Sollten wir mit diesem Buch Ihre Erwartungen nicht erfüllen, lassen Sie es uns bitte wissen! Nehmen Sie einfach Kontakt zu unserem Leserservice auf. Sie erhalten von uns kostenlos einen Ratgeber zum gleichen oder ähnlichen Thema. Die Kontaktdaten unseres Leserservice finden Sie am Ende dieses Buches.

GRÄFE UND UNZER VERLAG
Der erste Ratgeberverlag – seit 1722.

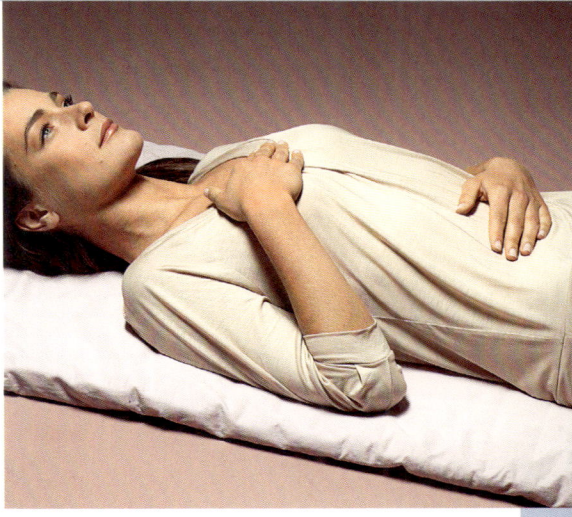

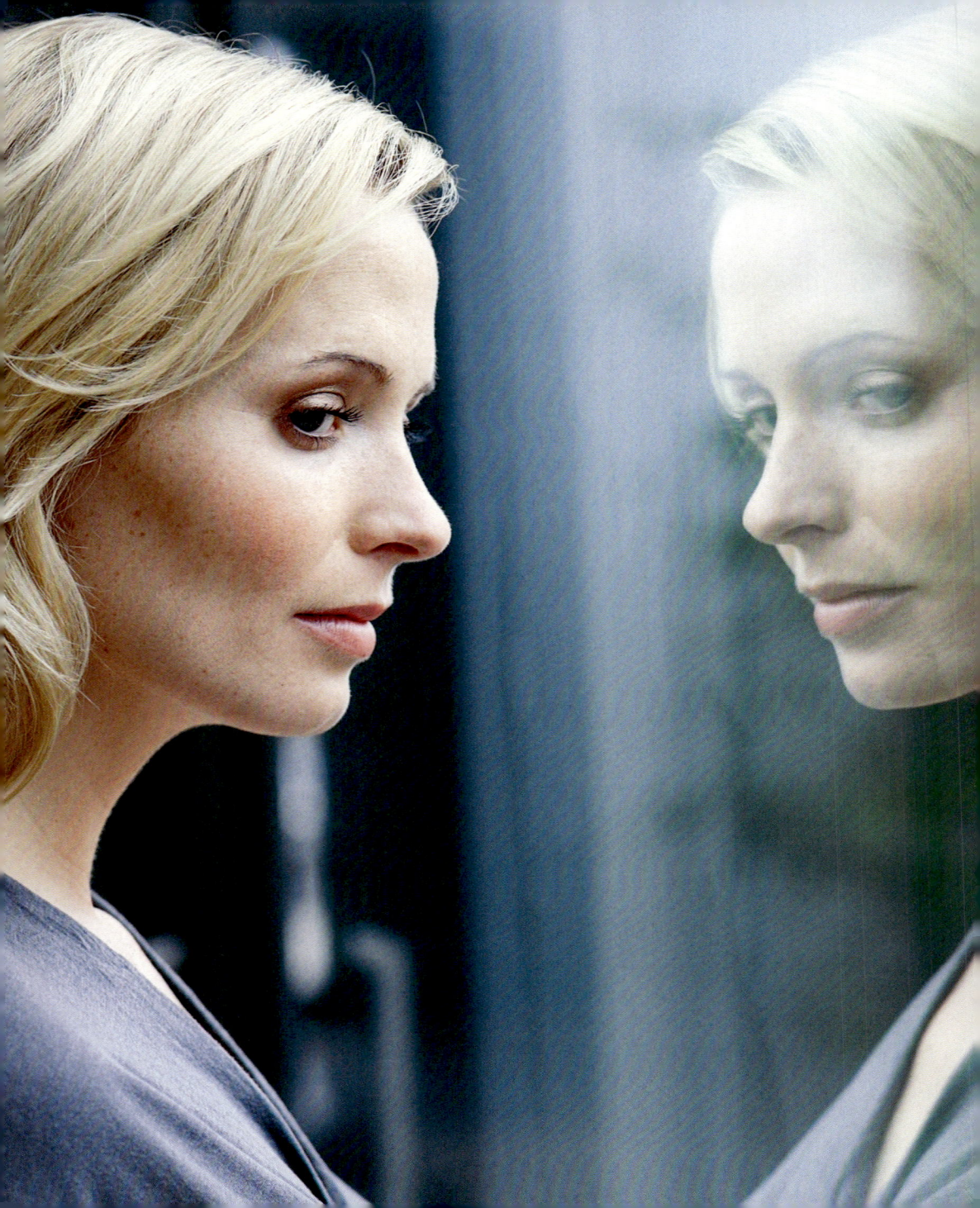

VERSTEHEN, WAS PASSIERT

Wenn Sie unter einer Angst leiden, passiert etwas mit Ihrem Körper und Ihrem Geist, das Sie momentan nicht kontrollieren können. Sich ohnmächtig zu fühlen und nicht zu begreifen, was da mit Ihnen passiert, verstärkt die Angst. Wenn Sie aber das Zusammenspiel von Gedanken und Körper verstehen und wissen, was wirklich hilft, haben Sie schon einen großen ersten Schritt auf Ihrem Weg aus der Angst getan.

WENN ANGST UND PANIK DAS LEBEN BESTIMMEN

Angst kann eine durchaus angemessene Reaktion sein. Doch es gibt ein Ausmaß an Angst – und zwar in ganz normalen alltäglichen Situationen –, das nicht mehr beherrschbar zu sein scheint und das die Lebensqualität massiv beeinträchtigt.

Wenn Sie dies lesen, gehören Sie vermutlich zu den Vielen, die an Ängsten oder Panikattacken leiden. Diese schränken nicht nur das Leben ein, sondern sind auch mit dem Gefühl einer quälenden Ohnmacht verbunden: »Irgendetwas geschieht mit mir und meinem Körper, was ich nicht mehr unter Kontrolle habe!« Vielleicht haben Sie sonst vieles in Ihrem Leben im Griff – die Ängste oder Panikattacken aber haben *Sie* im Griff.

WIE SICH ANGST UND PANIK ZEIGEN

Dieses Buch wendet sich an alle, die an jeglicher Form von Angst leiden. Denn Angst äußert sich in vielerlei Gestalt und Ausprägung. Schon leichte Ängste können das Leben schwer machen: Sie möchten um keinen Preis etwas vergessen, einen Fehler machen oder fürchten sich, kritisiert zu werden?

Willkommen im Club! Auch diese kleinen, subtilen Ängste prägen sich oft unbewusst ein und führen zu Stress und einer meist ängstlichen Grundhaltung (Seite 69). Ebenso ist ständiges Grübeln – im Unterschied zum Nachdenken – Ausdruck von Ängsten. Mittelstarke Ängste könnten Angst vor Spinnen, Prüfungsangst oder Versagensängste sein. Obwohl: Jeder empfindet Ängste unterschiedlich. Deshalb empfindet der eine nur einen leichten Ekel vor Spinnen, während der andere schreiend aus dem Zimmer läuft. Festmachen lässt sich das Ausmaß von Angst deshalb vor allem *am Körper*. Gerade bei mittleren oder stärkeren Ängsten sind die körperlichen Reaktionen das, was den Betroffenen am ehesten auffällt.

Bei mittleren bis starken Ängsten haben wir es mit Angstattacken bis hin zu Panikattacken zu tun. Hier kommt es zu deutlichen körperlichen Reaktionen – und das ist der Schwerpunkt dieses Buches.

Panik in bestimmten Situationen

Vielleicht gehören Sie zu denjenigen, die unter spezifischen Panikattacken in bestimmten, immer gleichen Situationen leiden: im Fahrstuhl, in der Schlange vor der Supermarktkasse, im Auto (hier oft auf der Autobahn), in öffentlichen Verkehrsmitteln wie Bus, Bahn, Flugzeug – oder immer, wenn Sie sich in größeren Menschenansammlungen befinden (zum Beispiel im Kino). Diese Angst nennt man *Agoraphobie* oder Platzangst. Sie ist die mit Abstand häufigste Phobie (griechisch *phobos:* Angst, Furcht) und spielt deshalb in diesem Buch eine besondere Rolle. Es gibt Hunderte weitere spezifische phobische Störungen (siehe Kasten), die sich prinzipiell ähnlich äußern.

Vielleicht haben Sie solche Ängste, leiden aber nicht mehr darunter – einfach weil Sie diese Situationen konsequent meiden. Viele machen aus der Not eine Tugend: »Was brauche ich einen Urlaub in fernen Ländern? Zu Hause ist es doch am schönsten.« Oder sie sagen: »Was brauche ich Fahrstühle? Treppensteigen hält mich fit.«

Letztlich aber leiden Sie indirekt doch, weil Ihr Leben immer eingeschränkter und ärmer wird, wenn Sie sich nicht mehr so oft mit Freunden treffen oder nie ins Konzert oder Kino gehen. Je mehr Sie vermeiden, desto mehr geht Ihre persönliche Freiheit verloren, Ihr Leben nach Ihren eigenen Vorstellungen und Wünschen auszuschöpfen.

ÄNGSTE UND PHOBIEN

Es gibt unzählige Ängste und Phobien. Hier seien die häufigsten beispielhaft aufgezählt:

ÄNGSTLICHKEIT IM ALLTAG
Oft unbewusste, ängstliche Grundhaltung dem Leben oder Menschen gegenüber. Kann auch Stress erzeugen.

SOZIALE PHOBIEN
Furcht vor Kritik und Zurückweisung anderer.

AGORAPHOBIE
Angst- und Panikattacken in Situationen, in denen eine Flucht scheinbar oder tatsächlich nicht möglich ist (Auto, Fahrstuhl, Flugzeug, enge Räume, Menschenmengen ...).

SPEZIFISCHE ISOLIERTE PHOBIEN
Angst beziehungsweise Panik in spezifischen Situationen: zum Beispiel Tiere (etwa Spinnen), bestimmte Nahrung, Höhe, Brücken, Donner, Dunkelheit, Wasser, Schmutz, Schmerz, Spritzen, Arztbesuch, Prüfungen ...

PANIKSTÖRUNG: UNSPEZIFISCHE PHOBIE
Scheinbar grundlose, nicht situationsbezogene Panikattacken »aus heiterem Himmel«.

Unspezifische Panikattacken

Wenn Ihre Panikattacken ohne erkennbaren Zusammenhang auftreten, leiden Sie vermutlich unter allgemeinen, nicht situationsgebundenen Panikattacken. Wahrscheinlich beneiden Sie fast die Menschen mit den spezifischen Phobien, denn diese wissen ja wenigstens, wann sie damit rechnen können. Sie dagegen bekommen die Attacken völlig aus dem Nichts: scheinbar grundlos, zu beliebigen Tages- und Nachtzeiten. Bei Ihnen mag das Gefühl des Ausgeliefertseins und der Ohnmacht zu Recht noch größer sein. Diese unspezifischen Panikattacken werden auch als Panikstörung bezeichnet.

Häufigkeit und Schweregrad

Während die einen Menschen eher selten Attacken bekommen, leiden andere ständig daran. Einige Menschen wiederum haben derart heftige Attacken, dass nur der Notarzt mit angstlösenden Spritzen oder der Einlieferung in das nächste Krankenhaus helfen kann. Bei vielen Menschen aber sind die Panikattacken nicht ganz so dramatisch.

Angstattacken

Es gibt zudem die Menschen, bei denen zwar keine Panikattacken im eigentlichen Sinne auftreten, die aber dennoch in bestimmten oder unbestimmten Situationen erleben, wie der Körper »verrückt spielt«, zum Beispiel mit innerer Unruhe, Herzrasen und Übelkeit. Gerade Menschen mit derartigen Angstattacken leiden oft seit vielen Jahren darunter und erdulden diese Belastung häufig, ohne Hilfe zu finden. Falls sie überhaupt zum Arzt gehen, kann dieser keine körperlichen Ursachen finden, und so bleiben sie damit allein.

Ich vermute eine große Dunkelziffer von Menschen mit diesen Angstattacken. Meist werden Angstattacken mit Panikattacken gleichgesetzt. Ich mache hier eine Unterscheidung, weil erst bei einer Panik der eigentliche Kontrollverlust stattfindet (Seite 13).

SIE SIND NICHT ALLEIN!

Vielleicht glauben Sie wie viele andere auch, Sie wären der oder die Einzige mit solchen Ängsten. Sie haben nicht nur Angst vor Panikattacken, sondern auch Angst, dass all die anderen (denen es ja so gut geht) Ihr Zittern im Supermarkt bemerken, was Ihnen über alle Maßen peinlich wäre. Deshalb gehen Sie nur einkaufen, wenn es unbedingt nötig ist. Erkennen Sie sich wieder? Ich kann Ihnen nur versichern: Sie sind in guter Gesellschaft! Wenn Sie wüssten, wer sich alles mit Panikattacken herumschlägt!

Nun fragen Sie sich vielleicht, wie so ein kleines Buch ein so überwältigendes Problem überhaupt beseitigen kann. Zunächst einmal ist Ihre Skepsis berechtigt. Von vielen Patienten weiß ich, dass sie das Internet durchforstet, viele Ratgeber gelesen haben, in einer psychosomatischen Klinik oder ambulanten Psychotherapie waren. Manchmal gab es kurzfristige Verbesserungen, dann aber waren die Panikattacken wieder da, als wären sie nie weg gewesen.

Es gibt echte Hilfe

Auch ich kann Ihnen keine Garantie geben. Doch ich wende die von mir entwickelte Zwei-Schritte-Methode seit nunmehr 15 Jahren erfolgreich an. So gut wie alle der vielen Patienten, die sich ernsthaft auf diese Methode einließen, haben dadurch dauerhaft ihre Panikattacken besiegt und einen Weg zurück ins normale Leben gefunden.

Wenn Sie sich also auf dieses Buch einlassen und die Übungen konsequent machen, kann ich Ihnen versprechen, dass Sie eine große Chance haben, Ihre Symptome dauerhaft zu bewältigen und nie wieder unter schweren Panikattacken leiden zu müssen.

Einzige Voraussetzung ist Ihre Motivation – und Ihr Mut, später bestimmte Schritte hinein in die Angstsituation zu gehen beziehungsweise bei unspezifischen Panikattacken die erlernte Technik anzuwenden. Viele Patienten haben mir bestätigt, dass sie diese Methode als wesentlich sanfter und angenehmer als andere Techniken empfinden.

Schritt für Schritt zum Erfolg

• Auf den folgenden Seiten werde ich zunächst erklären, wie Panikattacken im Körper ablaufen, was sie auslöst und warum sie sich in der Regel im Laufe der Jahre eher verschlechtern als verbessern. Dieses Wissen trägt schon dazu bei, dass Sie sich den Prozessen in Ihrem Körper bei Ängsten und Panikattacken weniger ausgeliefert fühlen.

• Im Praxisteil des Buchs stelle ich Ihnen dann die Zwei-Schritte-Methode zur Bewältigung von Panikattacken vor. Sie lernen eine Atemtechnik kennen, die Sie zu Hause einüben und die Ihnen später in allen panik- oder angstauslösenden Situationen hilft, aber auch allgemein bei Anspannung und Stress.

• Die beiliegende CD unterstützt Sie darin, die spezielle Atmung und eine tiefe Entspannung zu erlernen.

Tun Sie etwas gegen die Angst!

Jeder, der Panikattacken und Ängste hat, leidet sehr darunter und möchte sie loswerden – Sie vermutlich auch. Nun erlebe ich es aber immer wieder, dass Patienten meinen Ausführungen zwar gut zuhören und die Unterlagen durchlesen, ihre Panikattacken und Ängste aber nicht bewältigen können. Warum haben sie keinen Erfolg? Viele Menschen haben große Schwierigkeiten, ganz konkret etwas für sich zu tun und im Leben zu verändern. Wie angenehm wäre es, wenn Wissen und Erkenntnisse allein die Ängste vertreiben könnten! Aber so funktioniert es leider nicht. Ob Sie angstfrei werden oder nicht, hängt davon ab, ob Sie etwas tun, das keiner für Sie erledigen kann – auch dieser Ratgeber nicht. Er kann Sie zwar an die Hand nehmen und Schritt für Schritt anleiten und begleiten. Doch nur Sie selbst können die Schritte tun. Letztlich geht es darum, Verantwortung für sich selbst zu übernehmen.

SO ENTSTEHEN ANGST- UND PANIKATTACKEN

Vermutlich stellen auch Sie sich die Frage: »Warum gerade ich?« Meist gab es eine erste prägende Panikattacke, in der Ihre aktuelle persönliche Situation, aber auch besondere äußere Faktoren eine Rolle spielten. Und warum bleiben diese Ängste über Jahre?

DAS ERSTE MAL: WAS PASSIERT DA MIT MIR?

Viele Betroffene können sich Panikattacken nicht erklären. Die Panik überfällt sie unvermittelt, ohne dass sie das Unheil kommen sehen, geschweige denn etwas dagegen tun können. Der Körper spielt verrückt. Wer jedoch weiß, was mit seinem Körper passiert, wird sich weniger ohnmächtig fühlen. Schauen wir uns deshalb anhand eines konkreten Beispiels an, wie eine Panikattacke entsteht. Der folgende innere Monolog beschreibt, wie jemand zum ersten Mal in Panik gerät, und zwar in einem Fahrstuhl. Natürlich gibt es zahlreiche andere Paniksituationen, ich habe jedoch diese gewählt, weil sie sehr typisch ist und so oder ähnlich von vielen Patienten empfunden wird.

Falls Sie sehr schnell Panikattacken bekommen, sollten Sie sich für das Lesen einen Moment aussuchen, in dem es Ihnen für Ihre Verhältnisse gut geht. Falls Sie dennoch zu viel Angst bekommen, machen Sie lieber eine Pause oder überspringen notfalls das praktische Beispiel.

Im Fahrstuhl

»Heute Morgen hatte ich wieder einen Streit mit meiner Frau. Irgendwie gibt es den jetzt fast jeden Tag, das ist kaum noch auszuhalten. Und dann vorhin die Unterstellung von meinem Chef, ich würde immer öfter Fehler machen … Aber vielleicht hat der ja sogar recht? Also, ich fühle mich jetzt ziemlich fertig und will eigentlich nur nach Hause. Hoffentlich gibt's dann nicht wieder Streit.
Ich musste kurz noch einkaufen und gehe nun zum Fahrstuhl. Wer ist bloß auf die Idee gekommen, für das ganze große Einkaufszentrum nur diesen einen kleinen Glasaufzug zu planen? Aber über all die Rolltreppen bis in den vierten Stock zum Parkdeck? Das dauert

mir zu lange. Immerhin schaffe ich es als Erster in die Kabine. Total stickig ist es hier, der reinste Vorhof zur Hölle. Und es war keine wirklich gute Idee, sich als Erster reinzudrängeln. Jetzt stehe ich ganz hinten. Und da: Ich hab's gewusst, jetzt schiebt die Frau ihren Einkaufswagen in meinen Rücken! Immer mehr Leute kommen herein – auch noch eine Mutter mit einem Kind, das lauthals schreit. Immer voller wird das hier. Können die da draußen nicht warten? Müssen die sich jetzt auch noch reindrängeln? Nun bin ich vollends die Ölsardine, ganz hinten an die Scheibe gequetscht. Endlich schließt sich die Tür und der Fahrstuhl setzt sich zäh in Bewegung – das gibt wohl einen neuen »Geschwindigkeitsrekord« …

Das darf doch nicht wahr sein, wie ich schwitze! Ich kriege kaum meine Hand frei, um die Schweißtropfen von der Stirn zu wischen. Was ist nur mit mir und meinem Leben los? Und während ich mir schon wieder den Schweiß von der Stirn wische, fühle ich mein Herz pochen. Mann, was ist nur mit mir los? Und dann fühle ich, wie alles, wirklich alles an meinem Körper klatschnass ist. Die ganze Kleidung klebt am Körper. Ich spüre, dass mein Herz galoppiert wie ein durchgehendes Pferd. Das macht mir jetzt wirklich Angst. Was habe ich nur?? Luft kriege ich auch kaum noch. Ich fange an, regelrecht zu hecheln. Der Schweiß fließt nur so an mir runter, meine Finger zittern. Was habe ich bloß? So etwas habe ich noch nie erlebt! Was kann das nur

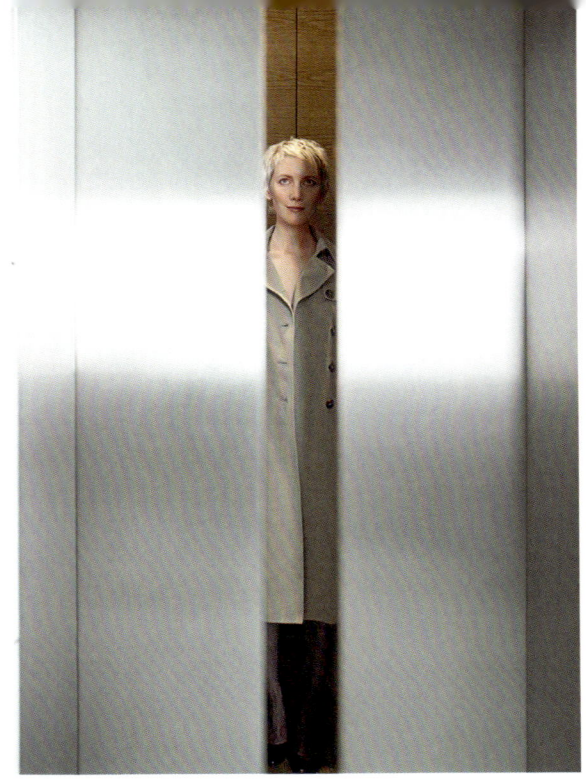

Ein ungutes Gefühl haben viele im Fahrstuhl, aber wie kommt es zu einer Panikattacke?

sein? Gott, habe ich Angst. Raus hier! Wie lange dauert das denn noch? Raus hier! Kriege ich jetzt eine Herzattacke? Kann das sein? Bloß keine Herzattacke, ich dachte immer, ich bin gesund! Bitte nicht! NEIN! Raus hier! Ich hechele immer schneller und mein Herz rast wie wild. Ich will bloß raus hier! Alles, was ich will, ist: RAUS HIER!!
Langsam kann ich nicht mehr klar denken. Am liebsten würde ich mich zwischen den Leuten durchboxen und irgendwie die Tür aufkriegen. Panik! Nur noch ganz am Rande bemerke ich, dass die anderen mich ansehen,

*das kleine Mädchen sieht ganz verschreckt
aus. Ich klammere mich am Geländer fest,
und mein Blickfeld engt sich immer weiter ein.
Werde ich jetzt verrückt? Alles um mich herum wird dunkel …*
*Und dann merke ich, wie die Leute vor mir
endlich den Fahrstuhl verlassen. Ich schwanke
mit wackligen Knien hinaus und setze mich
gleich auf den Boden, mit dem Rücken an der
Wand. Eine ältere Frau sieht mich besorgt an
und redet mit mir. Ich verstehe sie kaum. Aber
es geht mir jetzt etwas besser. Ich fühle mich
irgendwie freier. Der Druck geht langsam weg,
und ich kann nach und nach wieder klarer
denken. Bin ich froh, dass das vorbei ist! Aber
was ist da bloß mit mir passiert??«*

Hoffentlich konnten Sie dieses Beispiel ohne
allzu viel Angst oder gar Panik zu Ende lesen.
Diese Geschichte war aber nötig, denn an
ihr möchte ich Ihnen das Zustandekommen
einer Panikattacke verdeutlichen.

Der Körper spielt verrückt

Im Wesentlichen schaukeln sich hier mehrere Aspekte gegenseitig hoch: das, was der
Mann im Fahrstuhl körperlich wahrnimmt
(Schweiß, Herzklopfen …), die gleichzeitig
stattfindende Bewertung im Gehirn (»Was ist
nur mit mir los? Herzattacke?«) und die un-
willkürliche Reaktion des Körpers (Ausstoß
von Adrenalin, Hochfahren des vegetativen
Nervensystems).

Eigentlich beginnt die Panikattacke in dem
Moment, als der Mann sich fragt: »Was ist
nur mit mir und meinem Leben los?«, nachdem er bemerkt hat, dass er schwitzt. Mit
dieser Frage macht er sich selbst Angst. Auf
Angst reagiert der Körper stets mit Alarmbereitschaft (siehe Kasten): Die unmittelba-
ren Folgen sind ein erhöhter Herzschlag,
höherer Blutdruck und vermehrter Schweißfluss. Damit schließt sich der erste Kreis.

Ein Teufelskreis

Nun aber beginnt das Ganze von vorn, nur
heftiger. Der Mann bemerkt natürlich seine
verstärkte körperliche Reaktion, und das

DAS VEGETATIVE NERVEN-SYSTEM UND DIE ANGST

Das vegetative Nervensystem regelt
den inneren Betrieb des Körpers.
Angst ist ein Sonderfall, auf den das
vegetative Nervensystem mit einem
Notfallprogramm reagiert: Alle Kör-
perfunktionen, die einer optimalen
Abwehr der Gefahr dienen, laufen auf
Hochtouren, andere Funktionen dagegen auf Sparflamme. Diese körperliche Reaktion auf Angst entspricht
deren ureigenster Aufgabe, nämlich
das eigene Überleben zu sichern.
Aber leider ist die Angst auch indirekt für das Entstehen von Panikattacken verantwortlich (Seite 20–24).

macht ihm noch mehr Angst. Darauf reagiert der Körper mit entsprechend größerer Alarmbereitschaft, die Herzfrequenz erhöht sich … Angst und Symptome schaukeln sich immer weiter hoch, oft innerhalb weniger Sekunden. Und dann ist der Moment erreicht, wo der Betroffene nur noch fliehen möchte. Wenn er das nicht kann, fühlt er sich absolut ohnmächtig und ausgeliefert – und das ist dann der *Beginn der eigentlichen Panik*. Hier verliert er weitestgehend die Kontrolle über seinen Körper. Bei einigen Menschen kann dies durch extreme Hyperventilation bis hin zur Ohnmacht führen.

Eine Spirale schraubt sich hoch

Das Fahrstuhlbeispiel zeigt, wie sich körperliche Wahrnehmung, Angstgedanken und entsprechende körperliche Reaktionen gegenseitig verstärken. Das Ganze kann nur deshalb passieren, weil der Mann seine negativen Wahrnehmungen *sich selbst zuschreibt!* Eine andere Person, die ebenfalls in diesem Fahrstuhl fährt, die aber mit sich und ihrem Leben zufrieden ist, würde ebenfalls schwitzen. Aber sie würde wissen, warum sie schwitzt, und es klar den äußeren Umständen zuschreiben. Während sich unser Mann im Beispiel in seine Panik hineinsteigert, würde diese andere Person nicht mehr als ein paar Schweißtropfen auf ihrer Stirn haben und wissen: »Gut, es ist heiß hier drin, aber der Fahrstuhl kommt ja bald oben an.«

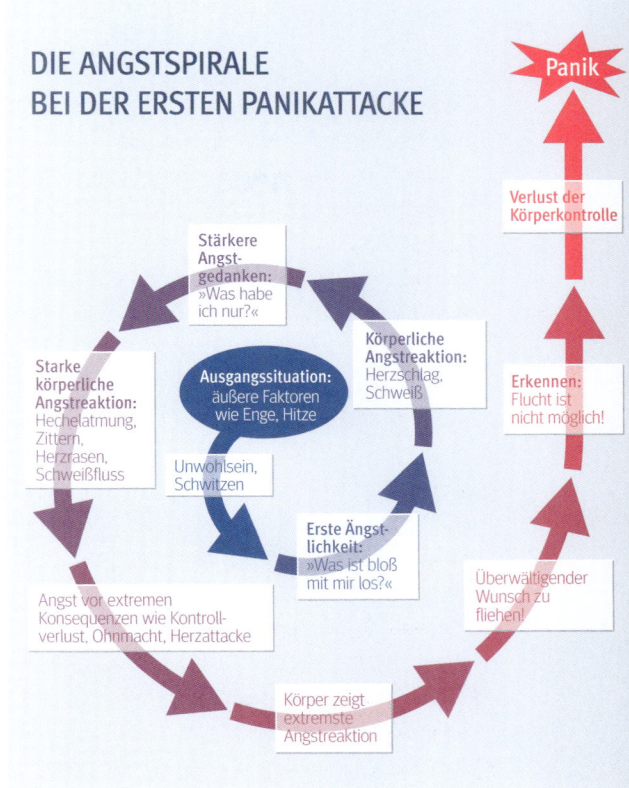

DIE ANGSTSPIRALE BEI DER ERSTEN PANIKATTACKE

Panik

Verlust der Körperkontrolle

Stärkere Angstgedanken: »Was habe ich nur?«

Körperliche Angstreaktion: Herzschlag, Schweiß

Erkennen: Flucht ist nicht möglich!

Starke körperliche Angstreaktion: Hechelatmung, Zittern, Herzrasen, Schweißfluss

Ausgangssituation: äußere Faktoren wie Enge, Hitze

Unwohlsein, Schwitzen

Erste Ängstlichkeit: »Was ist bloß mit mir los?«

Überwältigender Wunsch zu fliehen!

Angst vor extremen Konsequenzen wie Kontrollverlust, Ohnmacht, Herzattacke

Körper zeigt extremste Angstreaktion

Sorgen machen anfälliger

Allgemein kann man sagen, dass Menschen, die von Kindheit an ängstlich sind und/oder akute seelische Probleme haben, eher für Panikattacken anfällig sind. Jedenfalls haben mir fast alle Patienten berichtet, dass sie in der Zeit ihrer ersten Panikattacke größere Sorgen hatten. Typische belastende Ereignisse sind zum Beispiel der Tod eines wichtigen Menschen, Jobverlust oder Arbeitsprobleme, Beziehungsprobleme oder Trennungen.

Bittere Konsequenz für viele: Wer einmal eine Panikattacke hatte, bekommt sie immer wieder, selbst wenn größere zeitliche Abstände dazwischenliegen. Und leider weiten sich oft auch die Situationen aus, in denen Panikattacken auftreten. Zudem wird die Intensität der Attacken meist stärker.

WARUM DIE ATTACKEN SCHLIMMER WERDEN

Sie können gezielt etwas dagegen tun, wenn Sie erkennen, wie es zu der Verschlimmerung kommt. Die folgende Geschichte hilft zu verstehen, wie bestimmte äußere Signale immer wieder, auch nach langer Zeit, die Panikgefühle reaktivieren können.

Die gelbe Bank

»Endlich mal wieder im Urlaub! Wie viele Jahre ist das schon her? Gestern Abend bin ich mit dem Flieger angekommen, und nun sitze ich in meinem Mietauto und fahre in den sonnigen Tag. Jetzt geht's zum Strand! Deshalb bin ich ja hier. Ich werde erst mal in die Wellen springen und dann einfach nur faul in der Sonne liegen. War das eben ein Hinweisschild zum Strand? Ich dreh jetzt nicht wieder um – die Richtung wird schon stimmen. Wie schön die Pinienwälder sind. Nur die Straße wirkt ziemlich verlassen. Ah, da hört sie auf. Ein Parkplatz – dann

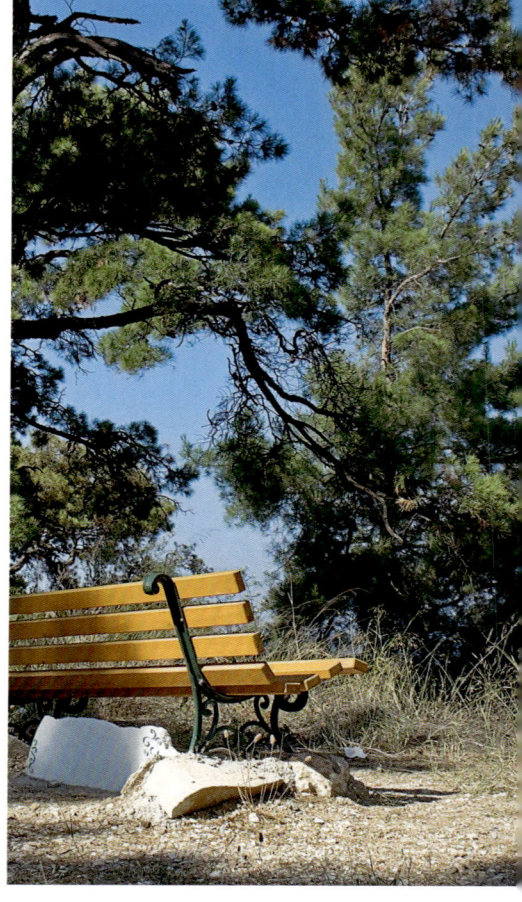

Eine harmlose gelbe Bank … Unbewusst verknüpft mit einem bedrohlichen Erlebnis, kann eine solche Bank immer wieder Panik auslösen.

bin ich wohl doch richtig. Ich parke und steige aus. Das Rauschen des Meeres ist zu hören – und dort ist der Weg. Juhu, bald bin ich da! Ich komme an einer gelben Bank vorbei. Wann hat da wohl zum letzten Mal einer draufgesessen? Es wirkt alles so einsam hier.

Während ich den Pfad entlanggehe, genieße ich den Duft der Pinien und der Wacholderbüsche. Der Weg wird immer schmaler, nun ist es nur noch ein Trampelpfad. Wo bin ich denn hier gelandet? Aber vielleicht entdecke ich ja eine einsame Bucht, das hätte was! Das Meer klingt ganz nah. Wo ist denn der Trampelpfad geblieben? Ich schlage mich durch die Büsche. Gleich muss ich da sein.

Unvermittelt geht mein Schritt ins Leere – ich verliere das Gleichgewicht und falle. Hilfe!! Da ist nichts unter mir! Eine Steilküste! Ich versuche hektisch, mich irgendwo festzuhalten. Im letzten Moment kriege ich etwas zu fassen und klammere mich krampfhaft daran. Ich wage einen Blick: Tief unter mir blanke Felsen! Ich habe Angst, ganz fürchterliche Angst. Wenn ich falle, bin ich mit Sicherheit tot!

Hält das, woran ich hänge? Eine Baumwurzel, die aus der Klippe ragt. Meine Arme tun weh und die Kraft lässt nach! In der Wurzel knackt es verdächtig. Ich suche verzweifelt mit den Füßen am Fels Halt. Schließlich finde ich einen Vorsprung. Und irgendwie schaffe ich es dann, mich hinauf über den Klippenrand zu ziehen. Ich liege auf der Erde, zerschunden und fix und fertig. Aber ich könnte weinen vor Glück. Eben dachte ich noch, ich müsse sterben!

Nachdem ich dort bestimmt eine Stunde gelegen und mich beruhigt habe, gehe ich langsam mit immer noch zittrigen Beinen zum Auto. Wieder zurück in meiner Pension, empfinde ich ein tiefes Glück. Ich lebe noch!

Die nächsten Tage genieße ich eher still. Irgendwie stehe ich noch unter Schock. Langsam aber kommt die Normalität zurück, die Unbeschwertheit auch. Die restliche Zeit kann ich das Strandleben sogar richtig genießen.

Nun sind seitdem schon zwei Jahre vergangen. Manchmal denke ich noch an die Steilküste, vor allem habe ich immer wieder schlimme Albträume. Ansonsten jedoch verläuft mein Leben ruhig und normal.

Gerade bin ich auf dem Weg zu einer Freundin, die mich zum Kaffee eingeladen hat. Ach, ich könnte einen kurzen Umweg durch den Park machen, hier war ich schon lange nicht mehr. Rechts auf dem Rasen spielen Kinder, links am Weg steht eine gelbe Bank. Plötzlich wird mir ganz anders. Mir bleibt fast die Luft weg, ich fühle einen Druck auf meiner Brust. Verdammt, was ist denn los mit mir? Jetzt fangen auch noch meine Hände an zu zittern …«

Das Frühwarnsystem im Kopf

Auch wenn diese Erzählung Sie vielleicht wieder aufgewühlt hat – mit ihr lässt sich sehr gut verdeutlichen, wie unser Gehirn mit Angst umgeht:

Es gibt in uns allen einen uralten Überlebensmechanismus. In früheren Zeiten war der Mensch mit ganz realen Todesgefahren konfrontiert. Von überlebenswichtiger Bedeutung war hier ein Frühwarnsystem, das in einem bestimmten Gehirnbereich, der Amygdala, angesiedelt ist. Am ehesten ist dieses Frühwarnsystem mit einem Schutz-polizisten vergleichbar, der uns vor Gefahren warnt. Ganz besonders wird dieser Polizist bei Todesgefahr aktiv.

Bleiben wir bei der Erzählung: Die Person wäre an der Steilküste fast zu Tode gekom-men. Es ist nun die allerwichtigste Aufgabe ihres inneren Polizisten, dass dies *nie wieder* passieren kann. So hat er rückblickend alle Sinneseindrücke abgespeichert, die dem Sturz vorausgingen: den Geruch der Pinien und Wacholderbüsche, die gelbe Bank und so weiter. Der Polizist weiß nicht, dass es eine ganz spezielle Situation war, die höchstwahr-scheinlich nie wieder eintreten wird. Er weiß nur: Sehe ich eine gelbe Bank, rieche ich be-stimmte Düfte, sind das Zeichen für höchste Gefahr! Sofort sendet er SOS an den Körper, der unmittelbar in Alarmbereitschaft geht.

Warnsignale aufgrund von Panik

Auch während einer Panikattacke werden Frühwarnsignale abgespeichert, denn der Be-troffene erlebt überaus starke Ängste: die Angst, die Kontrolle über den eigenen Kör-per zu verlieren, und ebenfalls Todesängste (Angst zum Beispiel vor einer Herzattacke) – vergegenwärtigen Sie sich nur Ihre eigenen Ängste bei Panikattacken.

Wann immer das Gehirn nun ein Frühwarn-signal empfängt (Sinneseindrücke, Gedan-ken, Gefühle), setzt der innere Polizist den Körper in Alarmbereitschaft. Im Beispiel

»Gelbe Bank« konnte die Person erfolgreich in Aktion treten und dadurch ihr Leben ret-ten. Genau das funktioniert jedoch nicht bei Panikattacken, denn man kann nicht körper-lich dagegen ankämpfen. Durch diese Früh-warnimpulse und die Mobilmachung des Körpers werden Panikattacken im Gegenteil regelrecht angeheizt.

Signale lösen Symptome aus

Der Begriff »Auslöser« ist daher passender als »Frühwarnsignal«. Man kann diese Aus-löser in zwei Gruppen unterteilen:

Innere Auslöser

Hierzu zählt man alles, was sich innerhalb des Menschen abspielt. Das sind Körperemp-findungen, Gefühle, Stimmungen, Gedanken. Jeder, der schon länger unter Panikattacken leidet, hat wahrscheinlich diverse innere Auslöser. Sie sind so vielfältig und individu-ell, dass sie sich gar nicht alle aufzählen las-sen, darum hier nur einige Beispiele:

- »Ich habe schon wieder dieses Ziehen in der Brust.«
- »Jetzt pocht mein Herz schon wieder so unruhig.«
- »Ich fühle mich so schwach und zittrig.«
- »Heute bin ich besonders gereizt und genervt.«
- »Mir ist so heiß heute, und ich fühle das Blut in meinen Adern pochen.«
- »Oh je, gleich kriege ich bestimmt Panik!«

Wenn ein Betroffener diese Eindrücke im Vorfeld oder Anfangsstadium seiner ersten Panikattacke erlebt hat, werden sie zuerst als Warnsignal abgespeichert. Später werden sie unglücklicherweise genau zu den Auslösern, die weitere Panikattacken hervorrufen oder zumindest beschleunigen.

Äußere Auslöser

Für sie gilt das Gleiche. Hier einige Beispiele:
- »Es sind gerade wieder so viele Menschen um mich herum.«
- »Selbst wenn ich wollte, ist der Ausgang für mich momentan kaum noch zu erreichen.«
- »Es ist so warm und schwül, da kriege ich nur schwer Luft.«
- Ein bestimmter Sinneseindruck (wie der Pinien- oder Wacholdergeruch aus dem Beispiel oder laute Geräusche).
- Bestimmte Gegenstände (gelbe Bank).

All diese fest eingespeicherten Auslöser sind dafür mitverantwortlich, dass Panikattacken so hartnäckig sind, immer wieder auftreten und sich oft im Laufe der Zeit ausweiten.

Was löst bei Ihnen Panik aus?

Kennen Sie Ihre inneren und äußeren Auslöser? Vielleicht sind einige versteckt und für Sie nicht so offensichtlich, während andere Ihnen wahrscheinlich eher bewusst sind. Schreiben Sie diese nun bitte auf ein Blatt Papier. So werden Ihnen die Auslöser Ihrer Panikattacken vielleicht noch deutlicher.

PANIK BEI REALEN BEDROHUNGEN

Panikattacken können auch durch tatsächlich außergewöhnlich belastende Erlebnisse ausgelöst werden. Gemeint sind hier Extremsituationen bis hin zu traumatischen Erlebnissen, bei denen eine Flucht nicht möglich war und infolgedessen Panik auftrat. Als Beispiele seien genannt: in einem Unfallfahrzeug eingeklemmt sein, längere Zeit in einem Fahrstuhl stecken bleiben, Massenpanik wie bei der Loveparade in Duisburg. Diese Ursachen für Panikattacken sind aber eher eine Ausnahme.

Auch eine reale Bedrohung durch körperliche Symptome wie Schmerzen oder unkontrollierbare Durchfälle, beispielsweise bei chronisch-entzündlichen Darmerkrankungen (Seite 67), kann Ängste bis hin zu Panikattacken steigern. Hierbei ist es besonders schwierig, die begründete Sorge vor dem Auftreten der Symptome von der übersteigerten Panik zu trennen. Die in diesem Buch beschriebene Methode kann dabei eine Unterstützung sein. Gleichzeitig ist es unbedingt notwendig, die fachärztliche Begleitung zu suchen. Für betroffene Patienten ist besonders wichtig, den eigenen Weg zur Behandlung der körperlichen und psychischen Symptomatik zu finden und individuell den Gegebenheiten anzupassen.

DIE ANGST VOR DER ANGST

Die Angst vor den Panikattacken gehört zu den inneren Auslösern. Weil sie von beson-
derer Bedeutung ist, werden wir sie uns im Folgenden genauer anschauen. Diese Angst ist
eine übliche Begleiterscheinung der Phobie, und sie führt dazu, dass man sich immer
weniger zutraut – vor allem, wenn man regelmäßig versucht, gefährliche Situationen zu
vermeiden. Aber sie ist auch der direkte Weg in die nächste Panikattacke.

Viele Patienten berichten, dass sie anfänglich zum Beispiel nur Panikattacken im Bus hatten, aber nun könnten sie mit keinerlei öffentlichen Verkehrsmitteln mehr fahren. Andere Patienten erzählen, sie würden kaum noch das Haus verlassen und hätten vor praktisch allem da draußen Angst.
Oft beeinträchtigt diese Angst vor der Angst stärker, als dies die eigentlichen Panikattacken tun. Doch was ist diese Angst vor der Angst? Sind Sie bereit, hierzu mit mir eine einfache, harmlose Übung zu machen?

Den großen Zeh entspannen

Bitte ziehen Sie Ihre Schuhe aus, und setzen Sie sich bequem auf einen Stuhl oder Sessel. Lesen Sie die folgenden Sätze, und nehmen Sie sich die Zeit, jeden einzelnen auf sich wirken zu lassen.

➤ Spüren Sie Ihren rechten großen Zeh. Oft ist er eingesperrt in der Enge der schicken Schuhe. Armer Zeh! Nun dürfen Sie ihm etwas Gutes tun. Entspannen Sie Ihren großen Zeh.

Wohlige Ruhe erfasst Ihren großen rechten Zeh. Er entspannt sich und genießt die wohlverdiente Ruhe. Welche Wohltat.

➤ Bewegen Sie ihn nicht, halten Sie ihn einfach ruhig und entspannt. Verkrampfen Sie ihn nicht!

Meinen Sie nicht, dass er mal Ruhe verdient hat? Nicht bewegen!

Sie möchten ihn jetzt zusammenziehen, auf den Boden pressen, mit ihm wackeln? Denken Sie nicht mal dran! Wollen Sie wirklich die ganze Entspannung wieder zunichtemachen?

➤ Na gut, dann denken Sie eben an etwas anderes. Denken Sie **nicht** an den großen rechten Zeh, damit er sich endlich mal entspannen kann.

Was, Sie denken immer noch an ihn?

So, das war's mit dieser kleinen und gemeinen Übung. Nun dürfen Sie Ihren Zeh einmal so richtig pressen. Aber Sie sehen schon, worauf ich hinauswill: Wenn Sie etwas nicht möchten und all Ihre Gedanken und Emotionen darauf gerichtet sind, wird genau dies passieren. Alles wird entspannt sein, nur eben nicht Ihr großer rechter Zeh!

Auf die Panikattacken bezogen heißt das: Gerade die Angst davor wird wahrscheinlich die Panikattacke auslösen.

Angst schürt Panik

Sie wissen ja inzwischen: Angst löst immer eine Alarmbereitschaft im Körper aus – mit Adrenalin, erhöhter Herzfrequenz und Anspannung, und diese wiederum sind Auslöser einer Panikattacke. So erzeugt die Angst vor den Panikattacken geradezu die Attacken.

Der typische Bericht einer Patientin: »Wenn ich mal wieder mit der Bahn fahren muss, denke ich schon Tage vorher daran. In der Nacht davor kann ich kaum schlafen. Ich denke immer nur: Bitte diesmal keine Panikattacke! Vielleicht ist ja kein Arzt im Zug, wer soll mir dann helfen?«

Wenn diese Patientin endlich in den Zug steigt (falls sie vorher nicht der Mut verlässt), dann ist sie so voller Angst und Anspannung, dass sie wahrscheinlich all die körperlichen Auslöser selbst erzeugt, deretwegen die Panik dann tatsächlich auch auftritt.

Auch Scham macht Angst

Zur Angst vor der Angst gehören auch Gefühle von Scham und Peinlichkeit. Menschen mit Ängsten wie: »Was sollen andere von mir denken, wenn ich jetzt zu zittern beginne?« erzeugen das Zittern selbst.

Vermeidung macht es schlimmer

Menschen, die grundsätzlich eher ängstlich sind und bei denen die Angst vor der Angst übermächtig ist, vermeiden oft konsequent die Situationen, in denen Panikattacken auftreten können. Nur leiden sie wahrscheinlich insgesamt mehr, als wenn sie ab und zu eine Panikattacke hätten.

Zusätzlich kommt es zu einem starken Einbruch des Selbstwertgefühls und des Selbstvertrauens. Eins bedingt hier das andere, und so wird dem Rückzug aus der Außenwelt immer mehr Vorschub geleistet.

Viele Betroffene, zum Beispiel Mütter mit Kindern, haben jedoch gar nicht die Chance, etwas zu vermeiden. Sie müssen einkaufen, sie müssen die Kinder mit dem Auto zu Verabredungen bringen. Indem sie sich immer wieder ihrer Angst stellen, kann diese nicht überhandnehmen.

Dazu das bemerkenswerte Beispiel einer Patientin: Diese erzählte mir in der ersten Therapiestunde von ihrer massiven Angst, die es ihr so gut wie unmöglich mache, die Wohnung zu verlassen. Sie habe fast überall Panikattacken.

Dann sagte sie mir beiläufig, dass sie nur noch am Mittag mit dem Bus fahren könne. Bei weiterem Nachfragen erklärte sie mir, dass sie dann ihren Sohn von der Schule abholen müsse, da ihr Mann bei der Arbeit sei. Sie verstand selbst nicht, dass ihr alles Angst mache, aber ausgerechnet das Busfahren nicht.

Dieses Beispiel macht deutlich, dass die Patientin nur durch das erzwungene regelmäßige Fahren den Aufbau von Ängsten vor dem Busfahren vermeiden konnte.

DIE ANGST – URSACHE ALLER PANIKATTACKEN

Die ganze Problematik von Panikattacken basiert auf einer Art von Urangst. Um die inneren Vorgänge besser zu verstehen, ist es hilfreich, mehr über das Wesen und die eigentliche Bedeutung von Angst zu wissen. Sie werden dadurch eher in der Lage sein, sich Fragen in Bezug auf Ihre eigenen Panikanfälle selbst zu beantworten.

Zunächst einmal ist (vor allem: war) Angst notwendig, um das Überleben zu sichern. In früheren Zeiten ging es tagtäglich um das nackte Überleben, es gab überall natürliche Feinde, feindliche Stämme, wilde Tiere …

Durch die Angst wurde ein Mensch in höchste Alarmbereitschaft versetzt, durch die er erst in der Lage war, sein Leben zu retten.

Es war absolut wichtig, dass der Mensch sofort und instinktiv reagierte. Wenn er erst lange nachgedacht hätte, wäre es meist zu spät gewesen.

Urängste und erlernte Ängste

Einerseits gibt es Urängste, die angeboren sind, zum Beispiel vor lauten Geräuschen. Wenn Sie laut in die Hände klatschen, ist Ihre Katze innerhalb eines Sekundenbruchteils verschwunden (das gilt vielleicht nicht für dicke Stubenkater). Sie denkt nicht nach, sondern handelt sofort!

Menschen haben nur wenige Urängste: neben der Angst vor lauten Geräuschen noch die Angst vor dem Fallen. Alle anderen Ängste werden im Laufe des Lebens erlernt. So reichte beim Neandertaler schon ein schwaches Geräusch aus, und er wusste: Jemand schleicht sich an! Oder ein leichter Geruch versetzte ihn bereits in Alarmbereitschaft, wenn es der eines Löwen war.

Angst beziehungsweise eine Angstreaktion ist ein Zusammenspiel von Gehirn und Körper. Um dies zu veranschaulichen, wieder ein konkretes Beispiel, wobei die Vorgänge in Gehirn und Körper in etwas vereinfachter Weise dargestellt sind.

Ein Steinzeitmensch in Gefahr

Ein Steinzeitmensch wacht in der Nacht durch ein Geräusch auf. Es ist ein gleichmäßiges Rascheln. Dieses Geräusch ist der

DER URSPRÜNGLICHE ÜBERLEBENSMECHANISMUS

ANGSTAUSLÖSUNG
Innerlich wird Alarm geschlagen, meist durch fest abgespeicherte Auslöser (Sinneseindrücke)

HAB-ACHT-HALTUNG
Erstarren und Analyse, wer, wo und wie gefährlich der Feind ist; Entscheidung für Kampf oder Flucht

KAMPF ODER FLUCHT
Aktiv werden, das heißt kämpfen oder fliehen: Alle Kräfte werden mobilisiert, um zu überleben

Angst ist ein Warnsignal, auf das wir mit einem angeborenen Mechanismus reagieren, der das Überleben sichern soll. Bei einer Agoraphobie eskaliert dieser Mechanismus, wenn Kampf oder Flucht unmöglich sind, und mündet in einer Panikreaktion.

Amygdala, also dem Polizisten im Gehirn, bekannt. Der innere Polizist kann das Geräusch sofort einordnen und weiß: Jemand schleicht sich an!

Umgehend versetzt er den Körper des Steinzeitmenschen in absolute Alarmbereitschaft. Jetzt wird innerhalb von Sekunden Adrenalin und Cortison ausgestoßen und das vegetative Nervensystem aktiviert. Im Speziellen bewirkt das:

• erhöhte Aufmerksamkeit – die Sinnesorgane (Seh- und Hörnerven) werden empfindlicher,

• erhöhte Anspannung und Energiebereitstellung für die Muskeln, deshalb ist die Reaktionsgeschwindigkeit verbessert,

• erhöhte Herzfrequenz, höherer Blutdruck,

• flachere und schnellere Atmung.

Unser Steinzeitmensch ist jetzt bereit. Aber bereit wofür? Soll er sich gleich mit Gebrüll auf den unbekannten Feind stürzen? Natürlich nicht. Was jetzt zunächst folgt, ist eine für uns ganz entscheidende Phase.

Hab-Acht-Phase und Reaktion

Hier muss zunächst die Gefahr eingeschätzt werden, um eine angemessene Reaktion zu wählen. Unser Freund muss erst mal überprüfen, um welchen Feind es sich handelt. Sieht er nur ein oder zwei Feinde, die vielleicht über keine ebenbürtigen Waffen verfügen, wird er sich entscheiden zu kämpfen. Wenn er jedoch eine ganze Gruppe von Feinden sieht, wird er die Flucht ergreifen. Außerdem muss er prüfen, ob er überhaupt entdeckt worden ist und sich vielleicht verstecken kann. Also gibt es eine ganze Reihe von Optionen.

In jedem Fall aber ist unser armer Freund in Alarmbereitschaft und körperlich zum Äußersten bereit – das adrenalingeschwängerte Blut pocht in seinen Adern. In der Regel kommt es nun zu Kampf oder Flucht. Dieses Szenario beschreibt damit den typischen Ablauf: Angstauslösung – Hab-Acht-Phase – Kampf oder Flucht.

Die Hab-Acht-Haltung

Der entscheidende Punkt für Panikpatienten kommt jetzt: Wenn eine Panikattacke beginnt, befindet sich der Betroffene in der Hab-Acht-Phase oder Hab-Acht-Haltung, wie ich sie ab jetzt nenne. Alle Sinne und der Körper sind in äußerster Alarmbereitschaft, um der Gefahr auf der körperlichen Ebene zu begegnen – eben mit Kampf oder Flucht. Da es sich aber nicht mehr wie früher in der Steinzeit um einen wirklichen physischen Feind handelt, kommt das Kämpfen nicht infrage. Es bleibt also nur die Flucht.

Wenn Flucht unmöglich ist

Wenn aber die Fahrstuhltür geschlossen ist, wenn man mitten im Kino sitzt, wenn das Flugzeug erst in drei Stunden landet, dann ist Flucht ausgeschlossen. Hier kann die Reaktion, auf die der Mensch auch heute noch programmiert ist, nicht stattfinden! Wenn das ein Betroffener erkennt, fühlt

er sich eingesperrt und ausgeliefert, empfindet absolute Ohnmacht. Alles schreit danach zu fliehen – und wenn das unmöglich ist, tritt Panik auf! Das ist immer das letzte Stadium einer Panikattacke, wie ich sie im Beispiel »Fahrstuhl« beschrieben habe.

Der Steinzeitmensch würde zum Beispiel erst dann panisch werden, wenn er beim Nahen zahlreicher Feinde feststellen würde, dass sich sein Fuß in einer Felsspalte verfangen hat und eine Flucht unmöglich ist.

Eine Fluchtmöglichkeit hilft

Interessant ist, dass es für Patienten hilfreich ist, wenn die Möglichkeit zur Flucht besteht. Wenn eine Betroffene sich mit vielen anderen Müttern in einem Klassenzimmer befindet, mit denen sie aber privat vertraut ist, bekommt sie in der Regel keine Panikattacke. Unterbewusst weiß sie: »Wenn's schlimm wird, verlasse ich einfach den Raum.« Wenn dieselbe Frau jedoch an einem formellen Elternabend im Klassenzimmer sitzt, bekommt sie viel eher eine Panikattacke, da es auffallen würde und peinlich wäre, wenn sie den Raum verließe. Eine Flucht ist also zumindest sehr erschwert.

Ähnliches gilt für Autofahrer: In der Stadt oder auf der Landstraße kann man immer anhalten und aussteigen, auf der Autobahn ist das schwieriger. Darum gibt es viele Autofahrer, deren Angst vor Panikattacken sich auf die Autobahn beschränkt.

Beim Einkaufen haben Betroffene ihre Panikgefühle oft in der Warteschlange vor der Kasse. Hier fühlen sie sich gefangen, denn sie können nicht einfach weggehen.

Überholtes Steinzeitprogramm

Das ursächliche Problem besteht darin, dass der Mensch auch heute noch genauso programmiert ist wie in der Steinzeit. Den meisten Gefahren in unserer zivilisierten Gesellschaft kann man jedoch nicht mehr mit Kampf oder Flucht begegnen. Eine erhöhte Aufmerksamkeit der Sinnesorgane und bessere Konzentration sind vielleicht sinnvoll, die absolute Mobilmachung des Körpers mit Adrenalin & Co. ist jedoch nicht nur überflüssig, sondern schädlich.

Früher in der Steinzeit war es einfach: Durch Kampf oder Flucht hat unser Steinzeitmensch (hoffentlich) sein Ziel erreicht und sein Leben retten können. Durch seine körperliche Aktivität wurde das im Körper befindliche Adrenalin abgebaut.

Wenn die Hab-Acht-Haltung andauert

Ein Panikpatient bleibt aber in seiner Hab-Acht-Haltung stecken. Abgesehen davon, dass durch die fehlende Fluchtmöglichkeit erst die eigentliche Panik ausgelöst wird, ist eine anhaltende Hab-Acht-Haltung für den Körper schädlich.

Kurzfristige Symptome – die Sie sicher kennen – können auftreten:

- Schwitzen, Zittern und Schwindelgefühl;
- Blasen-, Darm- und Magentätigkeit werden durch das vegetative Nervensystem beeinflusst mit der möglichen Folge von Durchfall, Sodbrennen und so weiter;
- Übelkeit und Atemnot (bis zu Hyperventilation mit möglicher Ohnmacht).

Langfristig können sich weitere körperliche und psychische Symptome einstellen. Was passiert (und was hilft), wenn Angst und Stress das Leben grundsätzlich bestimmen, wird ab Seite 69 und 73 näher beschrieben.

Unangemessen – und folgenreich

Panikattacken entstehen also ganz maßgeblich dadurch, dass der Mensch immer noch auf »Steinzeit« programmiert ist. Man nennt solche evolutionär überholten Verhaltensweisen Rudiment (lateinisch *rudimentum*: erster Versuch, Probestück).

Die körperlich-archaische Reaktion auf Mobilmachung durch Angst ist heute meist vollkommen übertrieben. Und bei Panikattacken, in denen ein Betroffener extreme Angst, manchmal sogar Todesangst verspürt, werden zudem viele Auslöser abgespeichert. Der Polizist im Gehirn spielt ab da buchstäblich verrückt – bei jeder Gelegenheit löst er Alarm aus und sorgt so ungewollt dafür, dass jetzt durch die kurzfristigen Folgeerscheinungen der Hab-Acht-Haltung (Herzschlag, Schwitzen) immer häufiger Panikattacken ausgelöst werden.

WIE SICH ANGST MANIFESTIERT

Zurück zum Mann im Fahrstuhl: Entscheidend dafür, dass es zu der ersten Panikattacke kam, war die Kombination folgender Umstände: Der Mann war nach dem Streit mit seiner Frau und der Kritik des Chefs psychisch belastet. Der Fahrstuhl war tatsächlich sehr voll, und es war zudem ein heißer Tag. Außerdem erlebte der Mann die Paniksymptome zum ersten Mal, was ihm außerordentlich Angst machte. Im typischen Teufelskreis schaukelte sich all das zur Panik hoch.

Zurück im Fahrstuhl

Monate später möchte derselbe Mann wieder Fahrstuhl fahren. Nach dem ersten Vorfall ist er nie mehr gefahren, nun aber sucht er sich absichtlich einen ganz ruhigen Moment aus, in dem er als Einziger fährt. Außerdem ist es Winter und angenehm kühl. Ohne den ersten Vorfall würde dieser Mann jetzt niemals eine Panikattacke bekommen. Nun steht er aber in diesem Fahrstuhl, alte Erinnerungen kommen unweigerlich hoch und somit eine gewisse Unruhe. Dennoch denkt er vielleicht: »War das damals fürchterlich. Gut, dass das heute nicht passieren kann, jetzt ist es ja hier schön leer. Bestimmt bekomme ich keine Panikattacke – ja hoffentlich kommt das jetzt nicht wieder. Ich möchte so etwas nie wieder erleben!«

Und dann kommt die Panik ...

Erinnern Sie sich an die Angst vor der Angst und das Beispiel mit dem rechten Zeh? Das genau passiert jetzt: Mit diesen Befürchtungen macht sich der Mann selbst Angst. Befürchtungen und Erinnerungen an das Fahrstuhlerlebnis (äußere Auslöser) verstärken nun die Angst mit entsprechenden körperlichen Angstsymptomen. Der Mann spürt, wie sein Herz anfängt, heftiger zu schlagen. Nach der ersten Panikattacke hat der innere Polizist viele Warnsignale abgespeichert – Herzschlag, Schweiß, schnelleres Atmen und so weiter sind alle zu inneren Auslösern geworden. Der Polizist bemerkt diese Symptome, reagiert immer hektischer und versetzt den Mann nach und nach in höchste Alarmbereitschaft (Hab-Acht-Haltung). Nun ist eine Panikattacke nicht mehr zu verhindern. Sehr schnell wird der Mann wieder den Punkt erreichen, wo er nur noch fliehen möchte, was jedoch nicht möglich ist. Hier beginnt dann die eigentliche Panik mit dem Verlust der Kontrolle über den Körper. Nach diesem zweiten Vorfall sind die Ängste vor dem Fahrstuhlfahren schon sehr verfestigt. Unser Mann wird den Fahrstuhl nur selten oder gar nicht mehr benutzen, da sich dies gut vermeiden lässt. Falls er aber doch fährt, dürfte er schnell Opfer seiner nun sehr tief eingespeicherten Fahrstuhlangst werden, da er über eine große Anzahl an inneren und äußeren Angstauslösern verfügt.

DIE HILFREICHE ATMUNG

Mit dem Atem fließt das Leben durch uns. Freies Einatmen bedeutet, sich dem Leben überlassen und anvertrauen zu können. Freies Ausatmen bedeutet Loslassen und innere Anspannung aufzugeben. Wenn unser Atem flach ist oder stockt, geschieht das aus Angst. Sie blockiert unsere Atmung und den Körper. Umgekehrt kann eine freiere Atmung diese Blockaden wieder lösen. So ist die Atmung der Schlüssel zu unserem Körper.

Das übliche therapeutische Vorgehen im Kampf gegen Panikattacken besteht darin, sich der Angst zu stellen und die Angst zu akzeptieren. Tatsächlich lassen sich Ängste nur bewältigen, indem man sprichwörtlich »durch die Angst hindurchgeht«.
Vielleicht beruhigt es Sie etwas, dass noch niemand wegen einer Panikattacke eine Herzattacke erlitten hat oder erstickt ist. Panikattacken sind nicht lebensbedrohlich, werden aber häufig so erlebt.

DER ANGST BEHUTSAM BEGEGNEN

In den meisten therapeutischen Maßnahmen sind die Patienten diesem quälenden Gefühl sowie den üblichen anfänglichen Paniksymptomen ausgesetzt, wenn sie in die beängstigende Situation hineingehen. Bis die Auslö-

ser für die Phobie dann endlich »abgebaut« sind, durchleben Betroffene oft Höllenqualen – das berichten jedenfalls viele Patienten. Die Methode, die ich Ihnen jetzt vorstelle, wird es Ihnen ermöglichen, den Abbau Ihrer Ängste und Panikattacken wesentlich sanfter durchzustehen und auf Dauer relativ stabil symptomfrei zu bleiben.
Eigene Erfahrungen sind die wertvollsten. Deshalb gleich eine kleine Übung.

Eine kurze Imagination

➤ Atmen Sie ruhig durch, und versuchen Sie, sich zu entspannen. Spüren Sie, wie sich Ihr Körper jetzt anfühlt.

➤ Überlegen Sie, was Ihnen viel Angst macht. Vielleicht eine Spinne, Autobahnfahren, viele Menschen ...

➤ Nun versuchen Sie, sich – nur kurz – in diese Situation hineinzuversetzen:

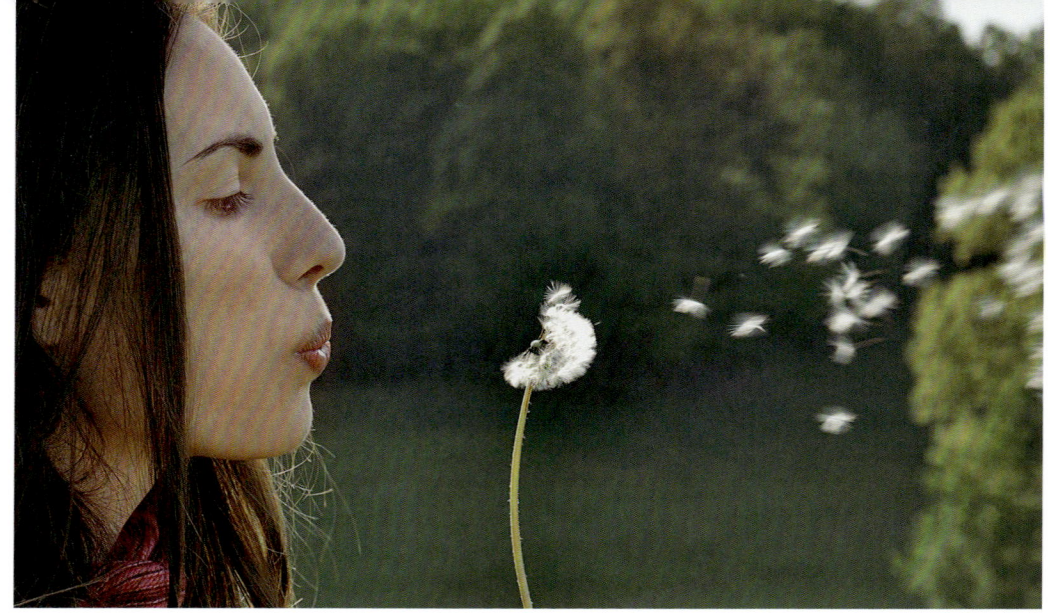

Ausatmen bedeutet auch Abgeben und Loslassen. Wenn wir Vertrauen haben und Kontrolle nicht brauchen, geschieht es auf ganz sanfte Weise. Aber es fällt schwer, wenn Ängste im Spiel sind.

Schließen Sie für einen Moment die Augen, und fühlen Sie sich ein. 15 Sekunden sind genug. Bitte machen Sie es JETZT!

➤ Nun spüren Sie wieder in Ihren Körper hinein. Wie fühlt er sich jetzt an?

Haben Sie es bemerkt? So gut wie alle Patienten nehmen eine unmittelbar einsetzende Anspannung wahr. Der Körper verkrampft sich, oft werden die Fäuste geballt, die Schultern nach vorn gezogen, das Herz pocht schneller. Das ist für Sie bestimmt keine neue Erfahrung. Innerhalb von Sekunden haben Sie sich selbst in eine Hab-Acht-Haltung versetzt – und das nur aufgrund Ihrer Gedanken, mit denen Sie Ihren inneren Polizisten in Aufruhr versetzt haben.

Anspannung und Atmung

Aber eine ganz entscheidende Sache ist eben bei Ihnen passiert, die ich bislang nur beiläufig erwähnt habe. Sind Sie noch in Ihrer Hab-Acht-Haltung? Wenn ja, wie ist es denn um Ihre Atmung bestellt? Genau, Sie atmen ja fast gar nicht mehr! Die wesentliche Körperfunktion, die sich in der Hab-Acht-Haltung verändert, ist die Atmung.

Wir kennen alle Formulierungen wie: Ihm stockte der Atem vor Angst, sie wagte kaum noch zu atmen, ihm blieb die Luft weg …

Wenn der Steinzeitmensch den Feind beobachtet hat, war diese kurze Phase des Luftanhaltens (um selbst keine Geräusche zu machen) und der absoluten Konzentration notwendig.

Atemnot führt zu einer Kettenreaktion

Wenn wir jedoch in der Hab-Acht-Haltung stecken bleiben und kaum noch richtig atmen, allenfalls flach hecheln, kommt es zu einer unguten Kettenreaktion: In die Lunge gelangt zu wenig Luft, das heißt zu wenig Sauerstoff. Der ist aber für den Körper extrem wichtig. Deshalb erhöht sich die Atemfrequenz, und auch das Herz muss jetzt öfter schlagen, um durch einen schnelleren Blutdurchfluss den Mangel an Sauerstoff auszugleichen. Der Blutdruck steigt, Schwitzen setzt ein und so weiter.

Der Mann im Fahrstuhl wurde auch durch etwas panisch, was nur wenige Patienten bewusst registrieren: die Atemnot!

Und hier sind wir beim Kern einer erfolgreichen Strategie gegen Panikattacken – es geht um die Atmung.

Die angstlösende Tiefenatmung

Bei der eigentlichen Panik lässt sich der Körper nicht mehr durch positive Gedanken beruhigen oder kontrollieren. *Die Panik lässt sich nur verhindern oder stoppen, wenn wir dort ansetzen, wo der eigentliche Kontrollverlust abläuft: im Körper!* Der alleinige »Schlüssel«, der jetzt noch einen Zugang zum eigenen Körper ermöglicht, ist die Atmung. Denn sie geschieht zwar in der Regel unbewusst wie alle Organfunktionen, lässt sich aber als einzige relativ einfach willentlich beeinflussen – auch in einer Paniksituation.

TIEFE ATMUNG HILFT VIELSEITIG

Tiefes Atmen ist mehr als nur ein Atemzug. Tiefes Atmen ist einzigartig wertvoll für Körper, Geist und Seele.

• Eine tiefe Atmung ist gut für die Gesundheit. Die Lunge wird besser mit Sauerstoff versorgt. Der Sauerstoffgehalt im Blut ist höher, die Versorgung der Körperzellen funktioniert besser, auch Abfallprodukte werden vollständiger abtransportiert. Das Herz wird entlastet, es muss nicht durch eine höhere Herzschlagfrequenz einen Sauerstoffmangel kompensieren.

• Es gibt Kulturen, die davon überzeugt sind, dass Menschen Lebensenergie auch über die Atemluft aufnehmen. Die Inder bezeichnen diese Lebensenergie als Prana, die Chinesen als Chi. Menschen mit tieferer Atmung verfügen über mehr Lebensenergie.

• Tiefenatmung ist der gemeinsame Nenner aller fernöstlichen Entspannungsverfahren wie Taiji, Yoga oder Qigong.

Die Zwei-Schritte-Methode arbeitet mit einer Kombination von tiefer Atmung und einer angstlösenden Ausatemtechnik. Ich nenne dies die angstlösende Tiefenatmung. Mit ihr bleiben Sie endlich zu jedem Zeitpunkt Herr über sich und Ihren Körper!

Diese Atemform ist der erste Schritt, den Sie mithilfe von Buch & CD lernen werden. Der zweite Schritt ist die stufenweise Erprobung der Tiefenatmung in der Angstsituation.

Den Atem beobachten

Machen wir noch eine kleine Übung:

➤ Sind Sie inzwischen etwas entspannter? Atmen Sie jetzt ganz normal, so wie Sie es immer tun? Fühlen Sie mal – wo geht die Luft beim Einatmen hinein? Ach ja, die Brust hebt und senkt sich.

➤ Legen Sie mal eine Hand auf Ihren Bauch. Da tut sich nicht so viel, oder?

Wenn ja, befinden Sie sich in guter Gesellschaft: 95 Prozent aller Menschen unseres Kulturkreises atmen nur in den Brustbereich. Um aber eine Panikattacke zu meistern, sollten Sie bis tief in den Bauch atmen können. Dann werden Sie nicht mehr wie bisher die Kontrolle über Ihren Körper verlieren.

SO HILFT DIE TIEFENATMUNG

Die angstlösende Tiefenatmung wirkt auf zweierlei Weise:

Tiefes Einatmen beruhigt den Körper

Im Verlauf einer Panikattacke befinden Sie sich zunächst in einer extremen Hab-Acht-Haltung. Sie atmen deshalb nur noch minimal – sehr flach, aber mit hoher Frequenz: Es kommt zu der sogenannten Angst- oder Hechelatmung. Das kann Angst vor dem Ersticken auslösen, was die Panikattacke massiv verschlimmert. Dass das Herz wie wild pumpen muss, um den Sauerstoffmangel auszugleichen, heizt die Angst weiter an.

Wenn Sie die Tiefenatmung beherrschen und sich einfach nur darauf konzentrieren, ruhig und tief zu atmen, steigt Ihr Atemvolumen, sodass ausreichend Sauerstoff in die Lunge gelangt. Das wirkt der schnellen, flachen Angstatmung entgegen. Natürlich entsteht dann auch keine Atemnot, keine Angst vor dem Ersticken. Sie beruhigen auf diesem Weg Herz und Blutkreislauf und verhindern viele weitere mögliche Auslöser für Panikattacken auf der körperlichen Ebene.

Kräftiges Ausatmen löst die Anspannung

Bei einer Panikattacke blockiert nicht nur die Atmung, sondern letztlich der gesamte Körper. Er befindet sich in einer Schockstarre, ist extrem angespannt und verkrampft. Wenn Sie gelernt haben, wie Sie das Ausatmen nutzen, um körperliche Anspannung zu lösen, können Sie jetzt damit Ihren gesamten Körper aus dieser Schockstarre befreien.

Weiter können Sie auch die Angst, die sich in Ihrer Bauchgegend wie ein schwerer Stein anfühlt, lösen und hinausatmen. Das gelingt nur mithilfe der Tiefenatmung, denn mit der alten Flachatmung würden Sie diese Ängste nicht erreichen.

ÜBEN MIT BUCH & CD

• Machen Sie sich mit der Theorie vertraut. Wenn Sie die körperlichen Vorgänge bei Panikattacken verstehen, wird Ihnen das bereits Angst nehmen. Und lesen Sie das erste Kapitel nach einer Woche noch mal – manche Inhalte erschließen sich so noch besser.

• Gehen Sie Schritt für Schritt durchs zweite Kapitel. Bei den Atemübungen lassen Sie sich am besten von der CD anleiten, um sich ganz aufs Atmen zu konzentrieren (Track 2–4). Üben Sie regelmäßig und geduldig! Was Sie hier erleben, ist viel wertvoller als alle Theorie (Track 1). Die angstlösende Tiefenatmung ist das Herzstück der Methode. Gut verinnerlicht, wird sie Ihr wertvollstes Werkzeug sein.

• Die Fantasiereise (Track 5) ist eine gute Hilfe vor dem Üben oder währenddessen.

• Bevor Sie den zweiten Schritt in Ihre persönliche Angstsituation gehen, hören Sie bitte 14 Tage lang »Die angstlösende Tiefenatmung fest verankern« (Track 6), um die Atmung zu automatisieren und ihre beruhigende, wohltuende Wirkung zu festigen.

• Im Alltagsstress ist die Erdungsübung (Seite 77, Track 7) eine effektive Hilfe, um sich zu entspannen und im Hier und Jetzt zu erden.

• Haben Sie schließlich den Mut, sich konsequent Ihren Ängsten zu stellen. Nur so können Sie sie besiegen! Aber keine Angst: Sie werden dies behutsam nach und nach tun. Wie sanft das geht, wird Sie überraschen.

HILFE DURCH PSYCHOTHERAPIE

Ängsten und Panik liegen oft tiefere psychische Probleme zugrunde, die sich nicht einfach »wegatmen« lassen. Sie werden daher in diesem Buch verschiedentlich Hinweise darauf finden, wann zusätzliche psychotherapeutische Hilfe wichtig ist.

Die Zwei-Schritte-Methode kann nicht alle psychischen Probleme beseitigen, aber sie hilft hervorragend konkret gegen die Panikattacken! Diese Symptomatik lässt sich durch die angstlösende Tiefenatmung in den meisten Fällen gut beseitigen.

Oft stehen Panikattacken massiv im Mittelpunkt des Lebens, sodass man hier als Erstes ansetzen sollte. Vielleicht reicht das ja völlig. Wenn nicht, können Sie sich immer noch überlegen, ob eine Psychotherapie für Sie sinnvoll ist. Das Gleiche gilt für eine ängstliche Grundhaltung (Seite 69) oder Stresssymptome wie Burnout (Seite 73). Im günstigsten Fall wird das Erlernen der Tiefenatmung ausreichen. Wenn nicht, führt dies immerhin zu mehr körperlicher Ruhe und Kontakt mit sich selbst, was wiederum eine gute Voraussetzung für Psychotherapie ist.

Grundsätzlich bedingen sich Psyche und Körper gegenseitig. Wenn der Körper durch alte Ängste blockiert ist, wird er allein durch psychisch-gedankliches Erkennen und Bearbeiten in einer Therapie nicht vollkommen frei werden können. Genauso wird aber alle Beachtung, Pflege und Übung des Körpers nicht zur Gesundheit führen, wenn psychische Nöte und Blockaden bestehen.

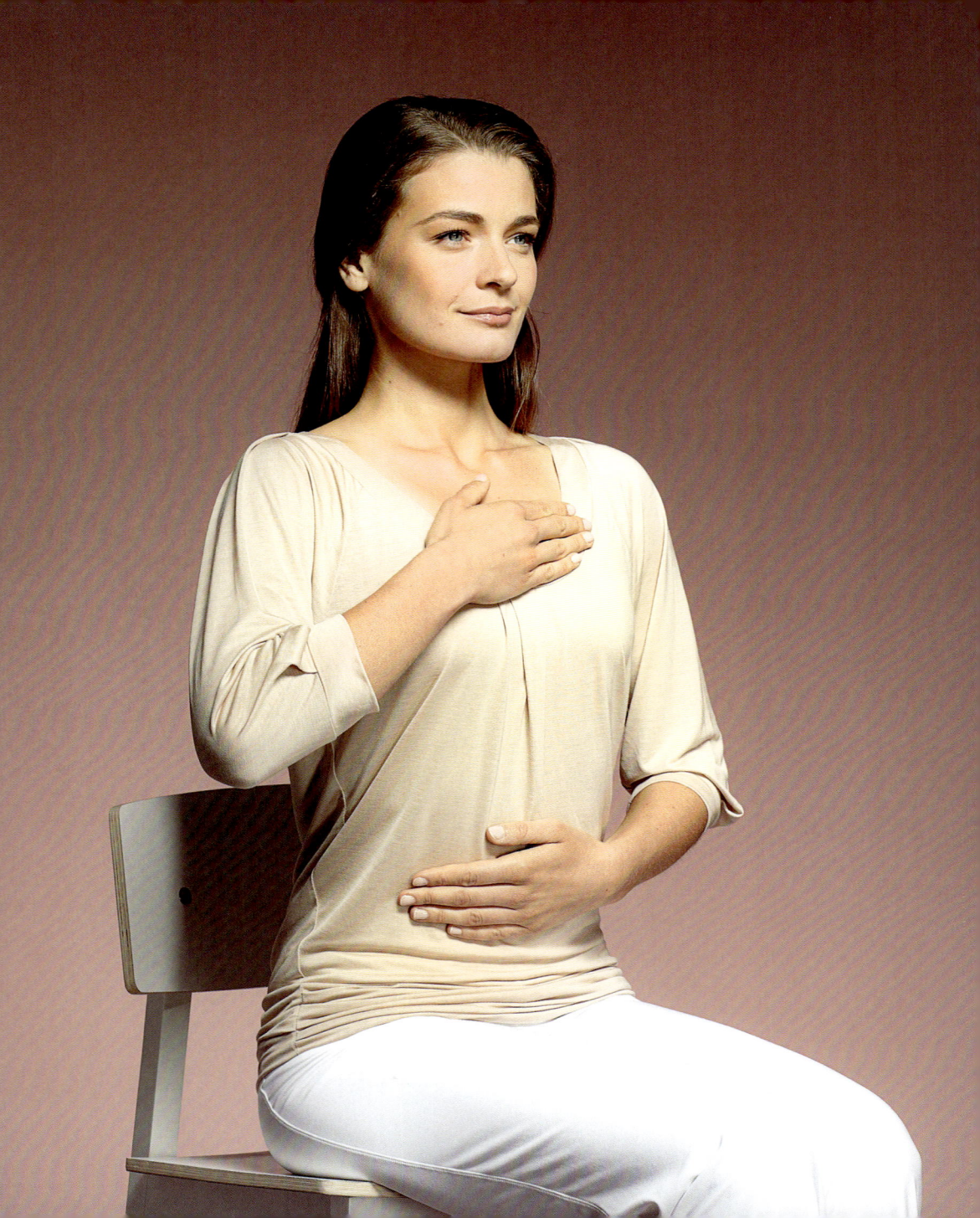

IN ZWEI SCHRITTEN ZUM ZIEL

Sie möchten Ihre Ängste loswerden und sich wieder frei und sicher fühlen? Angst schwindet, wenn man sich ihr stellt und erlebt, dass sie zu bewältigen ist. Aber das sollte gut vorbereitet und auf sanfte Weise geschehen. Deshalb lernen Sie im ersten Schritt eine Atemtechnik, die Panik gar nicht aufkommen lässt. Im zweiten Schritt gehen Sie stufenweise zurück ins normale Leben.

DAS TIEFE ATMEN KENNENLERNEN

Vielleicht kennen Sie schon den Rat, bei einer Panikattacke tief durchzuatmen – nur funktioniert das in der Regel nicht. Denn den allermeisten Betroffenen gelingt eine ruhige und tiefe Atmung selbst im entspannten Zustand nicht. Das können Sie jetzt lernen.

TIEF EINATMEN

Sehr wichtig ist, dass Sie länger als bislang einatmen! Den Atemzug sollten Sie langsam und sanft (!) beginnen, sodass dieser etwa zwei bis drei Sekunden andauert.

Wie atme ich ein?

Atmen Sie bei dieser kleinen Übung durch die Nase ein und durch Mund oder Nase aus.

➤ Atmen Sie zunächst schnell ein – nur etwa eine Sekunde lang – und danach ebenso schnell wieder aus. Tun Sie dies ungefähr eine Minute lang.

➤ Spüren Sie dann in Ihren Körper hinein. Nehmen Sie Ihren Herzschlag wahr. Wie ruhig sind Sie innerlich?

➤ Nun atmen Sie langsam und sanft über zwei bis drei Sekunden ein und entsprechend länger aus, wieder eine Minute lang.

➤ Merken Sie den Unterschied? Allein durch das bewusste, langsame Einatmen sollten Sie spüren, wie Sie ruhiger werden.

In den Bauch atmen
⬤ Track 2

Das Ziel ist, die Lunge beim Einatmen ausreichend mit Luft zu versorgen. Das gelingt, indem Sie die Luft nicht nur in den Brustkorb, sondern hinunter bis in den Bauchbereich einströmen lassen. Die tiefe Atmung erhöht Ihr Atemvolumen entscheidend (Seite 28). Sie finden diese Übung auch auf der CD!

➤ Ziehen Sie bequeme Kleidung an. Bauch und Brust sollten nicht durch den Hosenbund oder BH eingeengt werden! Legen Sie sich auf Ihr Bett oder Ihre Couch.

➤ Experimentieren Sie nun ein bisschen: Legen Sie die eine Hand auf den Brustkorb, die andere auf den Bauch. So spüren Sie

besser, ob und wie viel Luft Sie in diese Be-
reiche einatmen.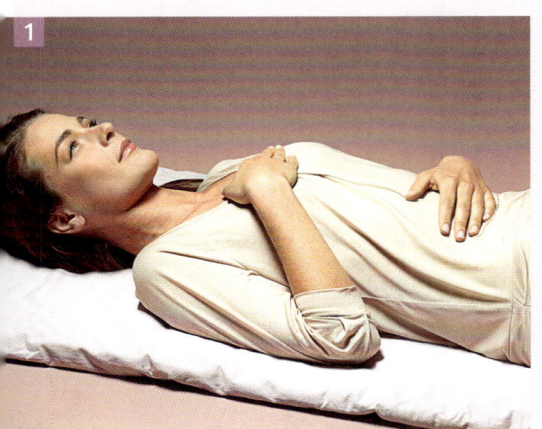

➤ Beim Einatmen dehnen Sie Brust- und
Bauchbereich aktiv, aber sanft nach außen.
Bei dieser aktiven Form des Einatmens
hilft Ihnen Ihr Zwerchfell, mehr Freiraum für
die Lunge zu schaffen, in den die Luft einströmen kann.

➤ Wenn Ihnen – wie vielen Patienten – das
In-den-Bauch-Atmen nicht gleich gelingt,
versuchen Sie einmal, **nur** in den Bauch zu
atmen. Dehnen Sie nur den Bauch nach
außen. Spüren Sie, dass nun etwas mehr Luft
hineingelangt? So lernen Sie Ihren Bauchbereich besser kennen.

➤ Das Ziel ist, dass Sie in den Brust- und
Bauchbereich einatmen. Öffnen Sie den
Brustbereich weit für die einströmende Luft
(aber ziehen Sie nicht die Schultern nach
oben). Erweitern Sie dann den Raum über
das Zwerchfell bis hinunter in den Bauch –
jedoch nur in dem Maße, wie es Ihnen an-

genehm ist. Sie sollten sich also nicht vor-
kommen wie ein Kugelfisch!

Viele Menschen atmen gleichzeitig in Brust
und Bauch, andere wellenartig – zuerst in
den Bauch, dann in den Brustbereich. Tatsächlich bedarf es bei einigen Patienten einer längeren Übungszeit, bis sie komplett in
die Tiefe, also in den Bauch atmen können.

➤ Sollte es Ihnen jetzt noch nicht gelingen,
dann hören Sie erst einmal mit der Übung
auf. Kein Stress bitte! Fürs Erste reicht es.

Unterstützende Übungen

Um sich das tiefe Atmen zu erleichtern, können Sie die Bauchbewegung übertreiben
oder Übungen aus der Atemtherapie nach
Ilse Middendorf (Seite 78) versuchen:

➤ Extraaktiv: Dehnen Sie Ihren Bauch übertrieben nach außen. Anschließend ziehen
Sie ihn stark nach innen. Wiederholen Sie
diesen Wechsel noch ein paar Mal. Üben Sie
anschließend weiter wie oben beschrieben.
So unterstützen Sie die Tiefenatmung anfangs mit Muskelkraft. Später passiert diese
Bauchbewegung ganz automatisch.

➤ Drücken Sie Ihre Zungenspitze sanft an
den hinteren Gaumen direkt vor dem Zäpf-
chen. Lassen Sie die Zunge dabei locker.
Wie verändert sich Ihre Atmung?

➤ Legen Sie Ihre Hände auf die Hüftgelen-
ke. Streichen Sie von dort über die Außenseiten der Oberschenkel bis zu den Knien –
und wieder an den Außenseiten der Oberschenkel entlang zurück bis zu den Hüften.
Wiederholen Sie dies mehrfach. Spüren
Sie, wie tief die Atmung nun geht?

GANZ AUSATMEN

Anspannen und loslassen

🔴 Track 3

Nach dem Einatmen folgt – wer hätte das ge-
dacht – das Ausatmen. Was lässt sich dazu
schon viel sagen, werden sich nun einige
denken. Dabei kommt jetzt der wahrscheinlich wichtigste und entscheidendste Ab-
schnitt des ganzen Buchs! Sind Sie bereit zu
einer weiteren Übung? Am einfachsten ist
es, sich von der CD anleiten zu lassen.

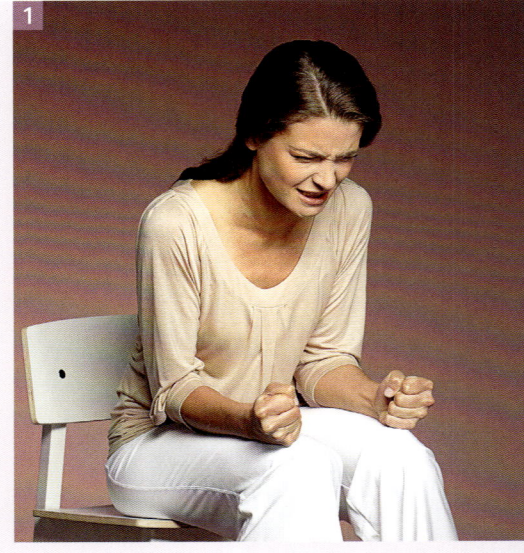

➤ Die bequeme Kleidung haben Sie noch
an? Setzen Sie sich bitte auf einen Stuhl
oder Ihr Sofa, und achten Sie darauf, dass
vor Ihnen etwa ein Meter freier Platz ist.

Lassen Sie sich zwischen den einzelnen
Schritten etwas Zeit, um die Anspannung
bewusst zu fühlen und wirken zu lassen.

➤ Spüren Sie in sich hinein. Können Sie fühlen, welche Körperbereiche angespannt
sind? Wie schätzen Sie Ihre Anspannung auf
einer Skala von 1 (entspannt) bis 10 (ver-
spannt) ein? Merken Sie sich diese Zahl.

➤ Nun spannen Sie Ihre Füße an. Richtig:
nicht entspannen, sondern anspannen. Kral-
len Sie alle Zehen bitte ganz fest zusammen!

➤ Spannen Sie zusätzlich die Waden an.

➤ Nun kommen die Oberschenkel dazu,
sodass die Beine von oben bis unten angespannt sind.

➤ Jetzt spannen Sie auch Ihr Gesäß an.

➤ Ballen Sie die Hände zu Fäusten – Sie
können sie auf die Oberschenkel pressen.

➤ Nun die Unterarme …
… und die Oberarme. Beine und Gesäß bleiben weiterhin angespannt!

➤ Jetzt zusätzlich Ihren Bauch …
… und den Brustbereich
… und die Schultern.

➤ Am Schluss noch der Kopf: Beißen Sie die
Zähne aufeinander, ziehen Sie Ihre Augen-
brauen fest zusammen, runzeln Sie die Stirn.

➤ Jetzt ist alles von den Zehen bis zum Kopf
angespannt! Wenn Sie es kaum noch aushalten können, ist es genau richtig. 1

➤ Falls Sie können, versuchen Sie jetzt, das
Ganze noch ein bisschen zu steigern: Atem
anhalten und innerlich pressen.

Ich weiß, dass Sie jetzt ein sehr unangenehmes Körpergefühl haben.

➤ Nun kommt das Entscheidende! Spreizen Sie Ihre Beine etwas. Holen Sie einmal ganz tief Luft … Wenn Sie ausatmen, lassen Sie Ihren Oberkörper einfach nach vorn zwischen Ihre Beine fallen! Geben Sie dabei jegliche Muskelspannung auf, und lassen Sie beim Ausatmen vollständig los! Jetzt! 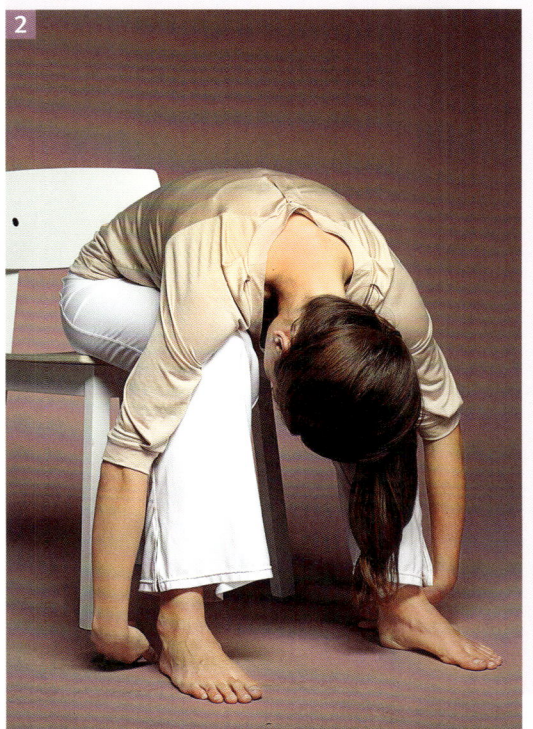2

Wiederholen Sie die Übung nun noch einmal ganz kurz:

➤ Richten Sie sich dazu wieder auf, spannen Sie alles gleichzeitig an, und halten Sie die Anspannung etwa fünf Sekunden lang.

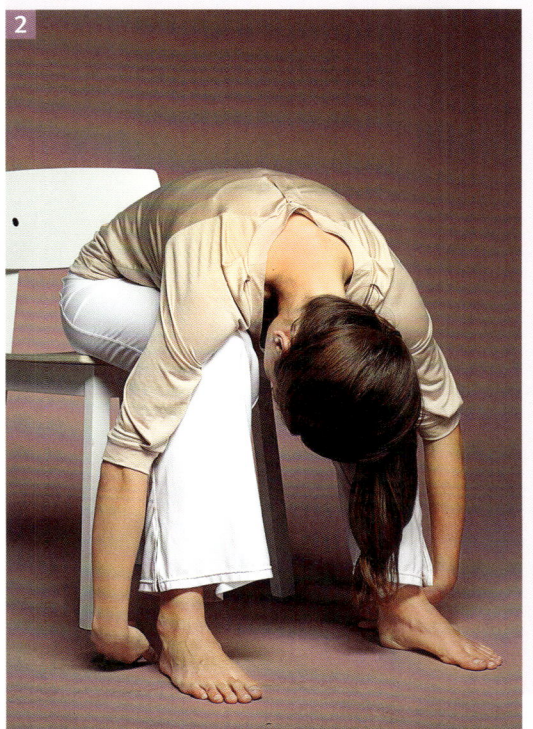

2

➤ Spreizen Sie Ihre Beine etwas – und stellen Sie sich darauf ein, sich gleich beim Ausatmen richtig fallen zu lassen. Achten Sie darauf, ob Sie wirklich Ihre »Haltung« aufgeben. Jetzt! Atmen Sie am besten mit offenem Mund und einem lauten Seufzer aus, und lassen Sie sich nach vorn fallen!

➤ Lehnen Sie sich bitte entspannt zurück. Atmen Sie ganz ruhig und tief. Wie geht es Ihnen? Wie schätzen Sie Ihre körperliche Anspannung auf einer Skala von 1 bis 10 ein?

Die allermeisten Patienten fühlen sich nun wesentlich entspannter. Sie auch? Die Übung sollte Ihnen zeigen, was mit Loslassen gemeint ist.

Seufzen hilft loszulassen

Viele meiner Patienten können sich auf Anhieb fallen lassen und dabei wie beabsichtigt alle Anspannung völlig loslassen. Andere hingegen beugen sich anfangs nur langsam und kontrolliert nach vorn. Für alle, die sich noch ein wenig schwertun mit der Vorstellung oder dem Vorgang des Loslassens beim Ausatmen:

➤ Stöhnen oder seufzen Sie mal kurz, und achten Sie dabei auf Ihren Körper.

Menschen seufzen, wenn sie sich unter Druck und Anspannung befinden. Sie seufzen dann ganz ungeplant – und zumindest für ein paar Sekunden fühlen sie sich irgendwie besser. Beim Seufzen ist es, als sacke man kurz in sich zusammen. In diesem kleinen Moment lässt die gesamte Anspannung des Körpers deutlich nach. Seufzen Sie also beim Ausatmen, um das Loslassen zu unterstützen.

Alle Anspannung lösen

In einer Panikattacke befindet sich der Körper in äußerster Anspannung (Hab-Acht-Haltung). Viele Menschen fühlen das durchaus körperlich. Es ist so, als ob ein Druck auf der Brust liegt oder Ihnen jemand ein Korsett umgelegt hätte und zuschnürt (Atemnot). Sie können nun die Ausatmung dazu nutzen, die Spannung Ihres Körpers zu lösen, alles Festgehaltene mit dem Ausatem loszulassen – so wie Sie es eben in der Übung erfahren haben. **Ausatmen bedeutet abgeben, Ausatmen bedeutet loslassen!**

Die Angst im Bauch lösen

Dazu kommt ein weiterer, sehr wichtiger Aspekt der Tiefenatmung: Alle Emotionen und natürlich auch die Angst sind am unmittelbarsten im Bauch zu spüren. Kennen Sie das Gefühl, dass Ihnen bei Angst vor allem unten in der Bauchgegend ganz schlecht wird – als würde sich dort etwas zusammenkrallen? Viele Menschen leiden dann zudem unter Durchfall, Sodbrennen und so weiter. Wenn Sie diese Angst lösen möchten, ist Tiefenatmung sehr hilfreich. Mit dem tiefen Einatmen erreichen Sie Ihre Emotionen und Ängste im Bauchbereich. Beim Ausatmen können Sie Ihre Angst nach und nach lockern, lösen und »hinausatmen«.

TIPPS & HINWEISE

Das Lösen von Angst und Anspannung geschieht bei der Übung »Anspannen und loslassen« punktuell innerhalb von ein oder zwei Sekunden. Das Ziel ist später aber die Integration in eine

tiefe und langsame Atmung, denn diese wirkt außerordentlich beruhigend, gerade in Angstsituationen. Der beim Ausatmen stattfindende Prozess des Loslassens oder Lösens dauert dann entsprechend etwas länger (Seite 38).

Hilfe in der Panikattacke

Die Tiefenatmung, speziell das Ausatmen, hilft also sehr wirksam, Angst und Körperanspannung zu lösen. Wenn Sie diese Technik beherrschen, erreichen Sie während einer Panikattacke zwei wichtige Ziele:

- Sie kontrollieren Ihre Atmung und damit Ihren Körper. So kann es nicht zu der typischen Blockade der Atmung kommen, und Sie vermeiden, dass sich negative körperliche Begleitsymptome gegenseitig hochschaukeln. Da Sie endlich die Kontrolle über Ihren Körper haben, kann es auch nicht mehr zu dem eigentlichen Kontrollverlust im Endstadium einer Panikattacke mit den charakteristischen Panikgefühlen kommen.
- Indem Angst und körperliche Anspannung während des Ausatmens gelöst werden, können Sie sich nach und nach aus der Hab-Acht-Haltung befreien.

In Angstsituationen werden anfänglich aufgrund der natürlich immer noch vorhandenen Auslöser dennoch Ängste ausgelöst werden – die Panikattacken werden dann aber schlimmstenfalls ein mittleres Niveau erreichen. In all den Jahren hat kein Patient von mir, der diese Methode anwendete, jemals wieder eine Panikattacke mit den eigentlichen Panikgefühlen und dem Kontrollverlust erlitten! Das sollte Ihnen Mut machen.

SCHRITT 1: DIE ANGSTLÖSENDE TIEFENATMUNG EINÜBEN

Nehmen Sie sich nun Zeit, die angstlösende Tiefenatmung zu lernen. Hier finden Sie dazu die Basisübung und hilfreiche Tipps. Bitte bedenken Sie: Erst wenn Sie diese spezielle Atmung beherrschen, werden Sie später im zweiten Schritt Ihre Ängste erfolgreich abbauen können.

Entspannt beginnen

Die Atemübungen werden Ihnen leichter fallen, wenn Sie relativ entspannt sind. Es ist daher oft hilfreich, sich vorher kurz aktiv zu entspannen. Danach werden Sie körperlich nicht mehr so festhalten und spürbar freier atmen können.

➤ Dehnen und räkeln Sie sich ausführlich. Vielleicht möchten Sie auch gähnen? Das wirkt sehr entspannend.

➤ Praktizieren Sie dann das »Anspannen und Loslassen« (Seite 34 oder CD-Track 3). Genauso gut können Sie alles machen, was Ihnen speziell beim Entspannen hilft: Yoga, Autogenes Training, Progressive Muskelentspannung (daran orientiert sich die Übung »Anspannen und loslassen«), Sport ...

➤ Entspannen Sie Ihre Zunge, und bewegen Sie Ihren Unterkiefer sanft hin und her. Eine Entspannung im Mund- und Kieferbereich wirkt sich auf den ganzen Körper aus.

Fantasiereise zur Tiefenentspannung ● Track 5

Auch eine angeleitete Fantasiereise oder Meditation ermöglicht eine tiefe Entspannung. Auf der CD finden Sie eine Fantasiereise, die Sie ans Meer entführt. Die Wellen symbolisieren den Rhythmus des Lebens und natürlich das Ein- und Ausatmen.

➤ Hören Sie sich die Reise an und entscheiden Sie, ob diese Sie während der täglichen Atemübungen unterstützen kann. Wenn Sie dabei regelmäßig einschlafen, ist das natürlich nicht ideal, denn Sie möchten ja üben!

➤ Falls Sie sich leichter ohne die Fantasiereise aufs Üben konzentrieren, können Sie die Reise auch vorher machen. Gerade wenn Sie nach der Arbeit angespannt heimkehren, wird sie Ihnen helfen, zur Ruhe zu kommen. Danach sind Sie durch das Meer und die Wellen eingestimmt, sodass dann die Atemübungen möglicherweise effektiver sind.

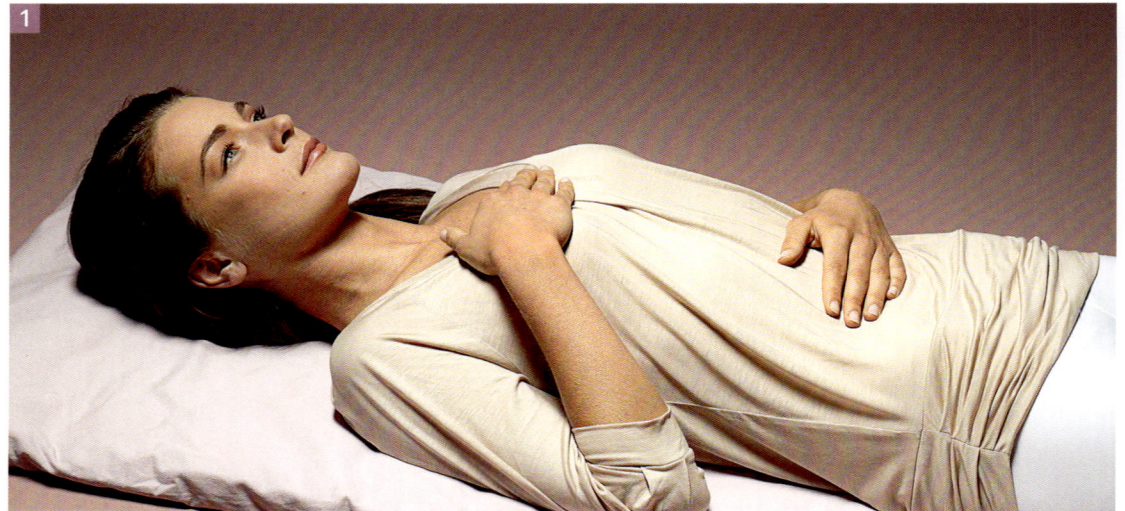

DIE ANGSTLÖSENDE TIEFENATMUNG

Basisübung ● Track 4

➤ Ziehen Sie bequeme Kleidung an; der Bauchbereich sollte keinesfalls abgeschnürt werden. Legen Sie sich in Rückenlage auf Ihr Bett oder Ihre Couch.

➤ Legen Sie eine Hand auf den Brustkorb, die andere auf den Bauch. So spüren Sie besser, ob und wie viel Luft Sie in diese Bereiche einatmen.

➤ Atmen Sie über zwei bis drei Sekunden durch die Nase ein. Dehnen Sie dabei den Brustraum und den Bauch aktiv, aber sanft nach außen. Öffnen Sie den Brustbereich weit für die einströmende Luft (ohne die Schultern nach oben zu ziehen). Erweitern Sie dann den Raum über das Zwerchfell bis hinunter in den Bauch – aber nur in einem Ihnen angenehmen Maß.

➤ Atmen Sie nun über zwei bis drei Sekungen ruhig und möglichst vollständig aus. Lassen Sie alle Anspannung los. 1

➤ Atmen Sie so – ruhig und entspannt – etwa 10 Minuten lang.

TIPPS & HINWEISE

Üben Sie zunächst in der Rückenlage. Erst wenn Sie die Atmung im Liegen beherrschen, üben Sie im Sitzen und danach im Stehen.

Üben Sie die Tiefenatmung mindestens zweimal täglich 10 Minuten lang – wenn Sie Zeit haben, auch öfter.

Damit Sie die Übungen nicht vergessen, machen Sie sie zu einem bestimmten Zeitpunkt am Tag (zum Beispiel nach dem Aufwachen und vor dem Einschlafen). Legen Sie sich zur Erinnerung einen Zettel zum Beispiel auf den Nachttisch.

DAS AUSATMEN WEITER VERTIEFEN

Machen Sie sich klar, dass Atmung ein Zusammenspiel von Ein- und Ausatmen ist. Nur wenn Sie befreit und tief ausgeatmet haben, können Sie danach auch tief einatmen! Beim Ausatmen ist das **Loslassen** der entscheidende Punkt. Wenn Sie angespannt sind, werden Sie nur unvollständig ausatmen und so die Lungen nur teilweise leeren – stellen Sie sich einen halb vollen Ballon vor. In der Folge ist der Einatemimpuls weniger stark und die Atmung weniger tief. Sie werden dies erleben, als ob sich zwischen Bauch und Brust eine Sperre befindet. Wahrscheinlich wird nur demjenigen eine vollständige Tiefenatmung möglich sein, der loslassen und somit im Moment des Ausatmens die innere Spannung aufgeben kann.

Autosuggestion hilft

Das Loslassen ist nicht nur eine Technik, es beinhaltet auch eine innere Erlaubnis, sich frei zu machen, zum Loslassen gehört also manchmal Mut. Das Loslassen von Anspannung gelingt dann viel effektiver, wenn Sie sich bewusst dazu motivieren. In den Sekunden des Ausatmens hilft Ihnen die innere Aufforderung: »Lass los! Befreie dich!«

Sehr unterstützend können Affirmationen sein, also Gedanken, die darauf abzielen, das körperliche Loslassen zu erleichtern.

➤ Immer während des Ausatmens denken Sie innerlich einen der folgenden Sätze. Bitte finden Sie heraus, welche Suggestion Ihnen persönlich am besten hilft.

»Ich lasse die Anspannung jeder einzelnen Zelle meines Körpers los, ich lasse mich fallen. Ich kann mir vertrauen!«
»Ich nutze jedes Ausatmen, um meine negativen Gedanken und Gefühle nach und nach hinauszuatmen!«
»Ich löse mit jedem Atemzug die tiefe Angst in mir!«

Die Atembremse

Dieser Trick kann Ihnen helfen, vollständiger ausatmen zu lernen:

➤ Lassen Sie beim Ausatmen die Luft nur durch einen kleinen Spalt zwischen den oberen Zähnen und der unteren Lippe kontrolliert ausströmen, sodass nur ganz wenig Luft herauskommt. Atmen Sie auf diese Weise so lange wie möglich aus.

Blockaden spüren

Die Atmung ist normalerweise ein fließender Rhythmus des Aufnehmens und Abgebens. Ängste aber blockieren den Körper. Spüren Sie nach, wo sich das im Körper manifestiert:

➤ Wo halten Sie etwas fest? Wo fühlt es sich an, als hielten Sie etwas umklammert? Wo ist es besonders verkrampft?

➤ Für die Atmung relevant sind besonders Bauch und/oder Brustkorb. Merken Sie, wie angespannt die Bauchmuskeln und die Muskulatur des Brustkorbs sind?

➤ Versuchen Sie jetzt beim Ausatmen, diese Muskelbereiche bewusst zu entspannen. Lassen Sie los! Sie brauchen das Halten nicht mehr. Merken Sie, wie Bauch und Brustkorb lockerer werden und beim Ausatmen fast in sich zusammenfallen? Wenn Sie sich darauf konzentrieren, kommen Ein- und Ausatmen wieder in einen fließenden Rhythmus.

➤ Beschließen Sie, dass Sie die alte, ängstlich angespannte Hab-Acht-Haltung, die sich über lange Zeit in Ihrem Körper verselbstständigt hat, nun nicht mehr brauchen!

HABEN SIE GEDULD!

Oft wird die Atmung nur langsam freier und tiefer. Manchmal bemerken Patienten den Fortschritt kaum, da er sehr schleichend stattfindet, und geben zu früh auf. Oder sie beenden die Übungen, da sie glauben, das Ziel erreicht zu haben. Üben Sie weiter, wahrscheinlich wird es noch besser! Viele Patienten berichteten mir, dass es einer längeren Zeit der Übung bedurfte, bis sich ihre Atmung endlich vollständig frei anfühlte. Andere wiederum erlernen die angstlösende Tiefenatmung überraschend schnell. Letztlich sind so gut wie alle davon begeistert und freuen sich über ein ganz neues Körpergefühl, fühlen sich offener oder freier.

Das Ziel ist erreicht, wenn Sie ...

- sich bei Ihrer Atmung frei und gut fühlen.
- eine Atmung gefunden haben, die zu Ihnen passt.
- nicht nur bis tief hinunter in den Bauch atmen, sondern auch längere Atemzüge machen. Das Ausatmen dauert in der Regel etwas länger als das Einatmen. Mit einer bewusst langsamen Atemfrequenz wirken Sie später der aufsteigenden Panik entgegen.
- die Atmung so verinnerlicht haben, dass Sie sich nicht mehr darauf konzentrieren müssen. Wissen Sie noch, wie Sie sich als Kind auf das Pfeifen konzentrieren mussten? Inzwischen geht es wie von selbst.
Erst wenn Sie Ihre angstlösende Atmung verinnerlicht haben, werden Sie sie in einer Panikattacke erfolgreich einsetzen können.

SO GEHT ES WEITER

Vielleicht sind Sie enttäuscht, dass Sie jetzt erst mal die Atmung erlernen müssen, wollen Sie doch die Panikattacken so schnell wie möglich loswerden. Wie alle anderen Patienten sind Sie ungeduldig, das ist auch ganz verständlich. Doch was hilft es Ihnen, wenn Sie sich vorschnell in den zweiten Schritt, also in eine angstauslösende Situation stürzen und dann doch nur wieder eine Panikattacke erleben und frustriert sind?

Wahrscheinlich leiden Sie schon lange, und die Panikreaktion hat sich tief eingenistet. Lassen Sie sich noch ein bisschen mehr Zeit und üben Sie geduldig die Tiefenatmung. Das wird Ihr Handwerkszeug sein und später die wertvollste Hilfe in Paniksituationen!

Gerne können Sie, wenn Sie gestresst oder genervt sind, schon mal ausprobieren, ob Ihnen beim Ausatmen eine Entspannung gelingt. Natürlich können Sie auch die folgenden Seiten schon lesen. Aber haben Sie Geduld beim Üben, dann werden Sie später auch Erfolg haben!

Die angstlösende Tiefenatmung verankern ● Track 6

Ehe Sie schließlich den Schritt in die Angstsituation tun, nehmen Sie sich erst noch 14 Tage Zeit, um die Tiefenatmung und ihre beruhigende Wirkung ganz fest in Ihrem Unterbewusstsein zu verankern. Hören Sie dazu täglich die »Verankerung« auf der CD.

PROBLEME MIT DER TIEFENATMUNG?

Es gibt Menschen, die sich mit dem Erlernen dieser Methode ungewöhnlich schwertun. Dafür gibt es zwei mögliche Ursachen:
● Vielleicht konnten seelische Verletzungen nicht verarbeitet werden. Diese mögen so massiv gewesen sein, dass auch viele Jahre später – bewusst oder unbewusst – ein großer innerer Widerstand besteht, mit den entsprechenden Gefühlen in Kontakt zu kommen. Der Schmerz war einfach zu groß. Da Emotionen vor allem in der Bauchgegend spürbar sind, werden sie durch tiefe Atmung zugänglicher. Um Trauer, Wut oder andere Gefühle nicht spüren zu müssen, wurde so

zusagen ein Deckel auf die Emotionen gelegt: Das tiefere Atmen wird vermieden.
Für viele Menschen ist ein verbesserter emotionaler Zugang ein wunderbarer Nebeneffekt der Tiefenatmung, durch den sie sich einfach lebendiger fühlen. Aber die Übungen zur Tiefenatmung können auch alte und schmerzliche Gefühle »nach oben spülen«. Dies kann als bedrohlich erlebt werden und unbewusst die tiefere Atmung und damit eine innere Öffnung und einen Zugang zu diesen Emotionen verhindern.
● Manche Menschen kontrollieren ihr Verhalten sehr stark. Anzunehmen ist, dass sie in ihrer Kindheit massive negative Rückmeldungen und Abwertungen (»Du machst nie etwas richtig«) und/oder Bestrafungen erlebt haben. Infolgedessen leiden sie später unter ausgeprägten Selbstzweifeln und Minderwertigkeitsgefühlen. Deshalb kontrollieren sie sich ständig, um Fehler ebenso wie Kritik zu vermeiden. Diese Menschen können einfach nicht – selbst wenn sie es wollten – die Hab-Acht-Haltung aufgeben, auch bei den Atemübungen. Die Angst ist allgegenwärtig, und die entsprechende Muskelanspannung ist im Körper fest gespeichert.

In beiden Fällen stößt die angstlösende Tiefenatmung an ihre Grenzen. Hier wäre eine Psychotherapie sehr zu empfehlen, um sich den Themen zu stellen, die diesen Ängsten zugrunde liegen (Seite 29). Dennoch kann jeder von der Methode profitieren, denn wenn es gelingt, in einer Panikattacke überhaupt ans Weiteratmen zu denken, wird diese zumindest weniger ausufern.

SCHRITT 2: DIE TIEFENATMUNG IN DER ANGSTSITUATION

Voraussetzung für diesen Schritt ist, dass Sie die Tiefenatmung gut verinnerlicht haben. Damit können Sie sich jetzt in Situationen hineinwagen, die bisher Ängste oder Panik auslösten. Wie Sie unspezifischen Panikattacken begegnen können, lesen Sie ab Seite 65.

SIE HABEN NUN ZWEI ZIELE

Das erste Ziel ist, sich selbst direkt in Paniksituationen zu beweisen, dass Sie die Kontrolle über Ihren Körper behalten und dass die Panik nicht mehr von Ihnen Besitz ergreift. Das zweite Ziel ist, allmählich die spezifischen, situationsabhängigen Angstauslöser innerlich abzubauen.

Kontrolle über den Körper gewinnen mithilfe der Angsttreppe

Sie haben eine tiefe und langsame Atmung erlernt. Sie haben gelernt, das Ausatmen zu nutzen, um Ihren Körper aus der Hab-Acht-Haltung zu befreien.

Bislang haben Sie oft erlebt, wie Sie in Panik die Kontrolle über sich verloren haben. Sie sind diesen Situationen ängstlich begegnet und ihnen womöglich ausgewichen. Wenn Sie sich nun in die Situation hineinbegeben, können Sie sich sagen: »Komm doch her, du Panik, ich besiege dich heute!« Denn jetzt werden Sie endlich beweisen, dass *Sie* die Kontrolle über Ihren Körper haben! Dies gelingt Ihnen mithilfe der Atmung und der Angsttreppe (siehe rechte Seite).

Auslöser abbauen – die Normalität zurückerobern

Wenn Sie dann sämtliche Stufen der Angsttreppe bewältigt haben und auch die schwierigste Stufe Ihnen keine Probleme mehr bereitet, peilen Sie das zweite Ziel an: nach und nach auch die inneren und äußeren Auslöser abzubauen (Seite 50).

Im Beispiel mit der gelben Bank schlug der innere Polizist bei jeder gelben Bank, bei Wacholdergeruch und weiteren Auslösern Alarm, was zur Panikattacke führte. Nun ist es wichtig, diese Auslöser abzubauen, um wieder zur Normalität zurückzukehren: Eine gelbe Bank ist nichts weiter als eine Einladung, sich auszuruhen.

DIE ANGSTTREPPE ZUM ERFOLG

Stellen Sie sich jetzt mithilfe der erlernten angstlösenden Tiefenatmung Ihrer Angst! Auf der »Angsttreppe« können Sie das in kleinen Schritten tun, die hier am Beispiel der **Agoraphobie,** speziell einer ausgeprägten Einkaufsangst, angeleitet werden.

Stufe für Stufe durch die Angst

Stellen Sie sich die Situationen vor, in denen Sie Angst oder Panik bekommen. Meistens gibt es da unterschiedliche Schwierigkeitsstufen. Bei der Fahrstuhlangst macht vermutlich ein großer Fahrstuhl weniger Angst als ein kleiner. Beim Autofahren ist die Fahrt auf einer ruhigen Landstraße weniger beängstigend als die Fahrt über eine volle Autobahn. Beim Einkaufen ist die Angst in einem leeren Geschäft wahrscheinlich geringer als in einem vollen Geschäft – und so weiter.

Es ist nun ein nach Schwierigkeit abgestuftes Vorgehen zu empfehlen.

Mit einfacheren Situationen beginnen

➤ Überlegen Sie: Gibt es in Bezug auf Ihre Agoraphobie ein Niveau, bei dem sich Ihre Ängste noch gerade in Grenzen halten? Damit ist eine Situation gemeint, in der Ihre Ängste noch einigermaßen kontrollierbar sind. Oder ist generell Autofahren, Fahrstuhlfahren oder anderes nicht mehr möglich?

➤ Stellen Sie sich nun eine Treppe vor: Sie beginnen mit den unteren »leichten« Stufen und steigen nach und nach zu den oberen schwereren Stufen hinauf. Das ist Ihre Angsttreppe.

➤ Überlegen Sie, was für Sie ein machbarer erster, vorsichtiger Schritt wäre – also die erste Stufe auf Ihrer Angsttreppe. Trotzdem kann das gleich ein sehr großer Schritt für Sie sein, falls Sie diese Angstsituation bisher generell gemieden haben.

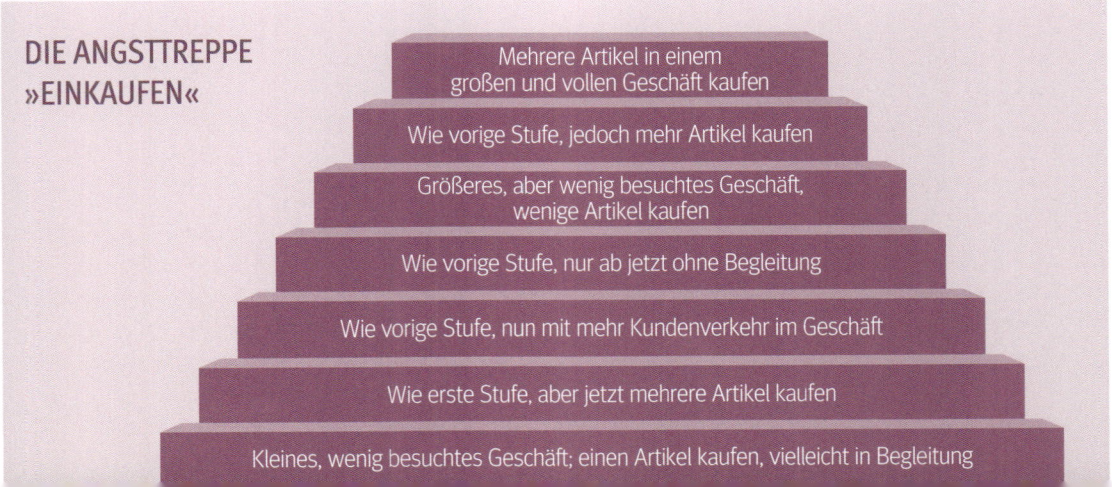

DIE ANGSTTREPPE »EINKAUFEN«

Mehrere Artikel in einem großen und vollen Geschäft kaufen

Wie vorige Stufe, jedoch mehr Artikel kaufen

Größeres, aber wenig besuchtes Geschäft, wenige Artikel kaufen

Wie vorige Stufe, nur ab jetzt ohne Begleitung

Wie vorige Stufe, nun mit mehr Kundenverkehr im Geschäft

Wie erste Stufe, aber jetzt mehrere Artikel kaufen

Kleines, wenig besuchtes Geschäft; einen Artikel kaufen, vielleicht in Begleitung

Vorstufe: Die Angstsituation mental durchspielen

Bevor Sie sich ganz real auf die erste Stufe begeben, gehen Sie diese bitte zunächst mental (im Geiste, also vor Ihrem inneren Auge) durch.

Kennen Sie aus Sportübertragungen den Moment vor einem Wettkampf, in dem sich der Sportler in höchster Konzentration auf seinen Einsatz vorbereitet? Ein Ski-Slalomläufer beispielsweise wiegt seinen Körper in imaginären Kurven, die Augen geschlossen – er nimmt im Geiste seinen ganzen Lauf vorweg, stellt sich genau jede einzelne Kurve, den Rhythmus und den Ablauf vor. Genau diese mentale Technik nutzen Sie jetzt:

➤ Stellen Sie sich die Situation möglichst genau vor. Wie sieht der Ort aus? Welche Geräusche sind zu hören? Gibt es typische Gerüche? Ist es eher warm oder eher kühl?

➤ Woran merken Sie, dass Sie sich noch mehr auf die Atmung konzentrieren müssen?

➤ Wie fühlt sich Ihr Körper an, wenn Sie die angstlösende Tiefenatmung wirksam einsetzen?

➤ Wie wird es sein, wenn Sie diese Situation erfolgreich gemeistert haben? Wo werden Sie die Erleichterung im Körper spüren?

Nachdem Sie die erste Stufe Ihrer Angsttreppe innerlich sorgfältig durchgespielt haben, sind Sie gut darauf vorbereitet, sich tatsächlich in diese Situation hineinzubegeben.

ALLEIN ODER MIT UNTER-STÜTZUNG?

Fällt Ihnen schon die erste Stufe Ihrer Angsttreppe sehr schwer? Haben Sie bestimmte Orte seit Langem vollständig gemieden? Dann könnte Ihnen der Einstieg leichter fallen, wenn Sie sich anfangs von jemandem begleiten lassen, dem Sie vertrauen. Aber probieren Sie nach und nach auch, allein klarzukommen. So könnte sich der/die andere in der Übungssituation zunächst für eine verabredete Zeit von Ihnen entfernen (Notruf per Handy), bevor Sie es dann ganz allein schaffen. Das ist das Ziel!

Die erste Stufe auf Ihrer Angsttreppe

Begeben Sie sich jetzt in die Situation hinein, die Ihnen Angst bereitet.

Ruhig und tief atmen

➤ Achten Sie möglichst von Anfang an auf eine regelmäßige und ruhige Atmung, denken Sie an das langsame und tiefe Einatmen. Aber wenn Sie nicht daran denken, ist das auch nicht so schlimm.

➤ Spätestens wenn Sie sich Ihrer Angstsituation nähern, dürfte Ihr innerer Polizist Alarm schlagen und Sie in die Hab-Acht-Haltung versetzen wollen. Es ist damit zu rechnen, dass Ihr Körper zunächst instinktiv reagiert und sich anspannt. Nun sind Sie gefragt: Konzentrieren Sie sich erst mal nur auf Ihre Atmung! Achten Sie auf ein langsames und tiefes Einatmen. Verwenden Sie dann das Ausatmen, um die aufkommende Anspannung und Verkrampfung Ihres Körpers sowie die Angst in Ihrer Bauchgegend zu lösen. **Egal, was passiert, atmen Sie weiter: langsam und tief einatmen – loslassen beim Ausatmen!**

Die üblichen Angstauslöser werden Ihren Körper in Alarmbereitschaft versetzen wollen. Wenn Sie jetzt nicht aufpassen, wird sich darum Ihre Atemfrequenz schnell wieder erhöhen (Hechelatmung). Zwingen Sie sich deshalb dazu, so langsam und kontrolliert wie möglich einzuatmen, um Ihre langsame Atemfrequenz beizubehalten. Vielleicht wird das nicht auf Anhieb ganz funktionieren, aber dennoch: Sie werden immer noch bei Weitem ruhiger bleiben als in Ihren früheren Panikattacken!

Bewusst in der Situation bleiben

In dieser ersten Phase werden Sie allmählich merken, dass Sie trotz aller Angst die Kontrolle über Ihren Körper behalten. Bleiben Sie nun bewusst in der Situation:

➤ Wenn Sie sich zum Beispiel in einem Geschäft befinden, blicken Sie nicht verzweifelt zum Ausgang, sondern konzentrieren Sie sich zum Beispiel auf einen Gegenstand in Ihrer Nähe oder in Ihrer Hand. Bitte machen Sie nicht den Fehler, Ihre Aufgabe schnell hinter sich bringen zu wollen, indem Sie

durch das Geschäft hetzen. Gehen Sie langsam und bewusst hindurch, und sehen Sie sich die Preisschilder oder Warenbeschriftungen genauer an.

➤ Achten Sie weiterhin auf die ruhige Atemfrequenz durch ein langsames Einatmen. Versuchen Sie, die immer wieder aufkommende Angst und Angespanntheit beim Ausatmen zu lösen.

Sich Zeit geben

Es kann passieren, dass die Angst oder Panik Sie dennoch zwischendurch wieder unvermittelt »anfällt« – das geschieht manchmal innerhalb weniger Sekunden. Auch das ist völlig normal.
Wenn sich Ihre Angst dann urplötzlich auf einem höheren Niveau befindet, kann eine Beruhigung mithilfe der angstlösenden Tiefenatmung durchaus einige Minuten dauern. Das sollten Sie vorher wissen, damit Sie nicht aufgrund falscher Erwartungen ungeduldig werden und sich vielleicht deshalb wieder in Ihren alten Panik-Teufelskreis hineinsteigern.

Vertrauen Sie dieser Methode!

Geben Sie nicht auf! Es wird funktionieren! Denn wenn Sie Ihre erlernte Tiefenatmung und das damit verbundene Loslassen auch nur halbwegs abrufen können, werden Sie jetzt die schöne Erfahrung machen, dass sich die Panik nicht wie früher in Ihnen selbstständig macht!
Angstgefühle werden sicherlich noch vorhanden sein, nicht aber diese bodenlose Panik,

bei der Sie nach und nach die Kontrolle über sich verlieren. Im Gegenteil: Sie werden nun die Erfahrung machen, dass Ihre Angst allmählich zurückgeht.

➤ Danach bleiben Sie noch einen kurzen Moment in der Situation und gehen dann hinaus. Nun haben Sie es geschafft: **Sie haben zum ersten Mal über die Panik gesiegt!** Erkennen Sie den Erfolg bewusst an, und speichern Sie ihn als positive Erinnerung ab!

SO GEHT ES WEITER

Falls diese erste Stufe noch viele Ängste auslöste, dürfen Sie sie gern wiederholen. Sie werden bald merken, wie sich Ihre Ängste vermindern. Steigern Sie dann die Schwierigkeit allmählich über die nächsten Stufen Ihrer Angsttreppe.

REALISTISCHE ERWARTUNGEN

Wenn Sie sich der Angstsituation mithilfe dieser Methode zum ersten Mal bewusst stellen, werden Ängste ausgelöst, und in einem gewissen Maße werden Sie körperliche Anspannung erleben. Das ist völlig normal, und das sollten Sie realistischerweise auch erwarten.

Und eigentlich ist genau das gewünscht, denn jetzt können Sie endlich den Beweis antreten, dass Sie dieses Mal die Kontrolle über Ihren Körper behalten!

Die Ängste werden nicht sofort, sondern erst nach und nach zurückgehen, seien Sie auch hier realistisch.

Stufe um Stufe weitergehen

➤ Bereiten Sie sich auf jede neue Stufe sorgfältig mental vor (Seite 44).

➤ Wichtig: Ruhen Sie sich nach einem Erfolg nicht zu lange auf dem Erreichten aus, sondern nehmen Sie möglichst bald die nächste Stufe Ihrer Angsttreppe in Angriff. Eine Paniksituation erfolgreich durchgestanden zu haben löst Glücksgefühle, Stolz und Energie in Ihnen aus – nutzen Sie diese positive Energie fürs Üben! Das kann zum Beispiel auch bedeuten, dass Sie nach einer erfolgreichen Fahrstuhlfahrt gleich noch mal einsteigen.

➤ Irgendwann sollten Sie sich mit der größtmöglichen Angst konfrontieren: Setzen Sie sich mitten ins Kino, fahren Sie im kleinsten Fahrstuhl, oder kaufen Sie im größten Getümmel ein. Auch hier werden Sie der Panik mit Ihrer erlernten Atemtechnik standhalten. Wenn Sie einmal die Erfahrung gemacht haben, wie und dass Sie in Paniksituationen die Kontrolle über Ihren Körper behalten können, haben Sie die größte Hürde geschafft. Dies wird Ihnen Zuversicht geben, und Sie werden dadurch diese riesengroße Angst in Panikattacken verlieren! Spätestens jetzt werden Sie für alle Zeiten wissen: Nie wieder wird mich eine Panikattacke im Griff haben!

Die Angst vor der Angst schwindet

Etwas anderes Positives geschieht jetzt außerdem: Mit der Zuversicht, dass Sie Ihren Körper viel besser beruhigen können und nicht wie früher die Kontrolle verlieren, löst sich die Angst vor der Angst, also die Angst vor Panikattacken auf. Somit reduzieren sich die Angstauslöser weiter, und entsprechend unwahrscheinlicher wird eine Panikattacke bei den folgenden Stufen Ihrer Angsttreppe.

Geduldig bleiben

Das Vorgehen, die Ängste in machbaren und nicht zu schweren Schritten abzubauen, hat sich über die Jahre für viele Patienten bewährt. Natürlich können Sie auch – wenn Sie mutig sind – gleich in Ihre schwerste Angstsituation hineingehen. Aber es darf ja auch gerne etwas angenehmer sein, oder? Je nach Agoraphobie wird es sehr unterschiedlich sein, wie viele Stufen überhaupt nötig sind und wie lange es dauert. Wenn Sie die angstlösende Tiefenatmung gut beherrschen, werden Sie wahrscheinlich Ihre Panikattacke recht zügig besiegen können – vorausgesetzt, Sie üben fleißig. Wählen Sie selbst Ihre nächsten Schwierigkeitsstufen aus und entscheiden Sie, wie schnell und wie oft Sie sich Ihrer Angstbewältigung stellen möchten.

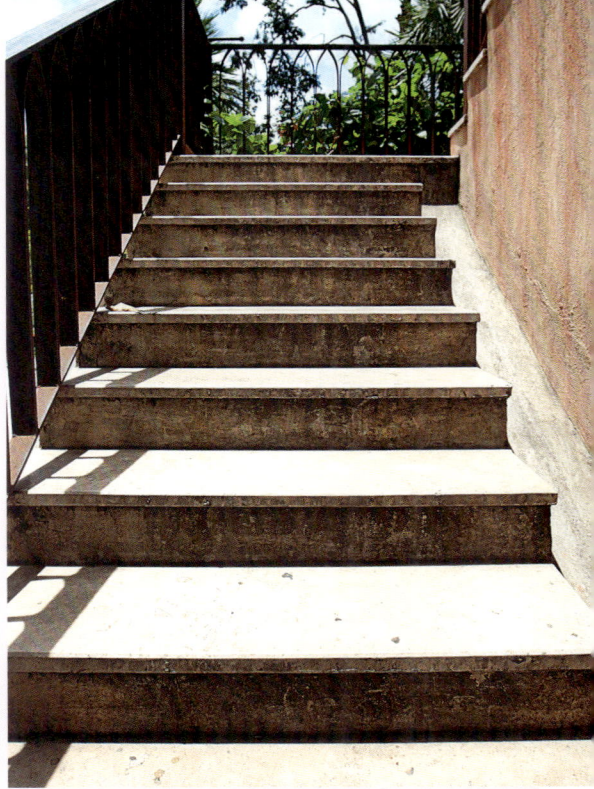

Bauen Sie Ihre Angsttreppe. Konzentrieren Sie sich auf jede einzelne Stufe, nach und nach – mit der Tiefenatmung als hilfreichem Geländer …

Atemnot im Fahrstuhl

Hier möchte ich kurz über einen sehr typischen Fall aus meiner Praxis berichten:
Es handelte sich um eine Patientin, die unter anderem unter einer extremen Fahrstuhlphobie litt. In einer der ersten psychotherapeutischen Sitzungen konnte ich sie überreden, einmal kurz mit mir in einem kleinen Fahrstuhl zu fahren.
In dem Moment, als sich die Tür schloss, hielt die Patientin die Luft an, und ihr Gesicht

wurde rot. Sie war derart verkrampft und blockiert, dass sie fast kein Wort herausbekam außer: »Ich muss raus hier!« Nur ein Stockwerk und 15 Sekunden später stürmte sie aus dem Fahrstuhl, holte tief Luft, sah mich mit großen Augen an und sagte: »Da war ja kaum Luft drin!«
Natürlich war in dem Fahrstuhl ausreichend Luft, aber bei dieser Patientin konnte man gut beobachten, wie schnell und tief greifend Angst die Atmung zu blockieren vermag! Nachdem diese Patientin nach etwa sechs

Wochen die angstlösende Tiefenatmung sicher beherrschte, wagten wir uns wieder in diesen Fahrstuhl. Nachdem sich die Türen geschlossen hatten, wurde die Patientin durchaus wieder unruhig und ängstlich – aber sie atmete tief weiter und konnte so eine Blockade ihrer Atmung verhindern. Sie sprach sogar während der Fahrt mit mir. Nach dieser Fahrt war die Patientin überaus glücklich: »Eben hatte ich zum ersten Mal das Gefühl, dass ich dieser Angst nicht mehr hilflos ausgeliefert bin!«

Ab da fuhr die Patientin jedes Mal freiwillig vor und nach den Therapiesitzungen allein mit dem Fahrstuhl und konnte ihre Fahrstuhlphobie nach und nach abbauen.

BEI MEHREREN PHOBIEN: MIT WELCHER BEGINNEN?

Viele Betroffene leiden unter mehreren Agoraphobien, etwa unter Angst vor dem Fahrstuhlfahren, dem Busfahren und dem Fliegen. Eigentlich ist es egal, mit welcher Situation Sie beginnen. Vielleicht sollten Sie sich eine aussuchen, bei der Sie gut und oft üben können. Vielleicht fangen Sie auch mit der Angst an, die für Ihr tägliches Leben am wichtigsten ist.

Die entscheidende Erfahrung – dass Sie in Paniksituationen die Kontrolle über Ihren Körper behalten und dass die Angst vor der Angst wegfällt – ist danach für alle anderen Angstsituationen gültig! Es bleibt nur noch der Abbau der speziellen äußeren Auslöser der anderen Situationen.

HILFE IM NOTFALL

Falls Sie doch einmal von einer Panikattacke überrascht werden, kann es sein, dass sich die Panik schnell auf einem hohen Niveau befindet. In diesem Fall helfen Ihnen die folgenden beiden Übungen.

Die Atembremse in der Panikattacke

Körper und Atmung sind durch die Angst unmittelbar blockiert. Wenn Sie jetzt anfangen möchten, tief und ruhig zu atmen, könnte Ihnen dies schwerfallen. Sie werden es vor allem beim Ausatmen merken, da Sie kaum Luft hinausbekommen. Hier hilft Ihnen der Trick mit der Atembremse:

➤ Atmen Sie die Luft nur durch einen kleinen Spalt zwischen den oberen Zähnen und der unteren Lippe aus. Die Öffnung sollte so klein sein, dass Sie es leise zischen hören. Sie können auch die Lippen bis auf eine winzige Öffnung zusammendrücken.

➤ Pressen Sie Ihren Atem in der Panikattacke durch diesen Spalt so lange aus, wie es Ihnen möglich ist, selbst wenn das nur ein oder zwei Sekunden dauert. Sie werden sehen, dass es beim nächsten Ausatmen vielleicht schon drei Sekunden sind. Mit jedem Atemzug können Sie so tiefer ein- und ausatmen – Ihre Atmung kommt wieder in Gang.

➤ Dann können Sie zu Ihrer normalen Tiefenatmung wechseln.

Der Notausgang

Sie dürfen sich die Erlaubnis geben, zur Not die Situation zu verlassen. Außer im Flugzeug oder bei langen Bahnfahrten ist dies in vielen Situationen möglich.

➤ Erst einmal sollten Sie alles Ihnen Mögliche probieren, um die Angstsituation durchzustehen – natürlich mithilfe unserer Methode. Auch die Atembremse (siehe links) können Sie zur Not anwenden.

➤ Falls die Panik dennoch übermächtig werden sollte (was ich bislang ganz selten bei meinen Patienten erlebt habe), dürfen Sie die Situation verlassen: In einer Veranstaltung gehen Sie kurz raus, im Supermarkt lassen Sie den Einkaufswagen stehen und verlassen das Geschäft, auf der Autobahn fahren Sie auf den Standstreifen und machen das Warnblinklicht an, im Bus oder in der U-Bahn steigen Sie an der nächsten Station aus und so weiter.

➤ Machen Sie sich klar, dass es nicht wichtig ist, was andere denken könnten. **Sie** allein sind wichtig.

Erlauben Sie sich diesen Notausgang, sonst bauen Sie einen zu großen Druck auf, der wiederum Ängste nährt. Nutzen Sie die Auszeit, um sich zu erholen.

➤ Und nun brechen Sie die ganze Sache bitte nicht ab und fahren nach Hause. Gehen Sie, nachdem Sie sich beruhigt haben, möglichst in die Situation zurück. Gehen Sie

zurück in die Veranstaltung, kaufen Sie zu Ende ein, oder fahren Sie mit dem Auto das vorgenommene Stück Autobahn.

Sie werden hinterher ein gutes Gefühl haben, anders, als wenn Sie Ihr Vorhaben abgebrochen hätten – und Sie bauen keine neuen Hürden und Ängste auf.

Sie werden ihn wahrscheinlich nicht benutzen. Wichtig ist aber, dass es den Notausgang gibt!

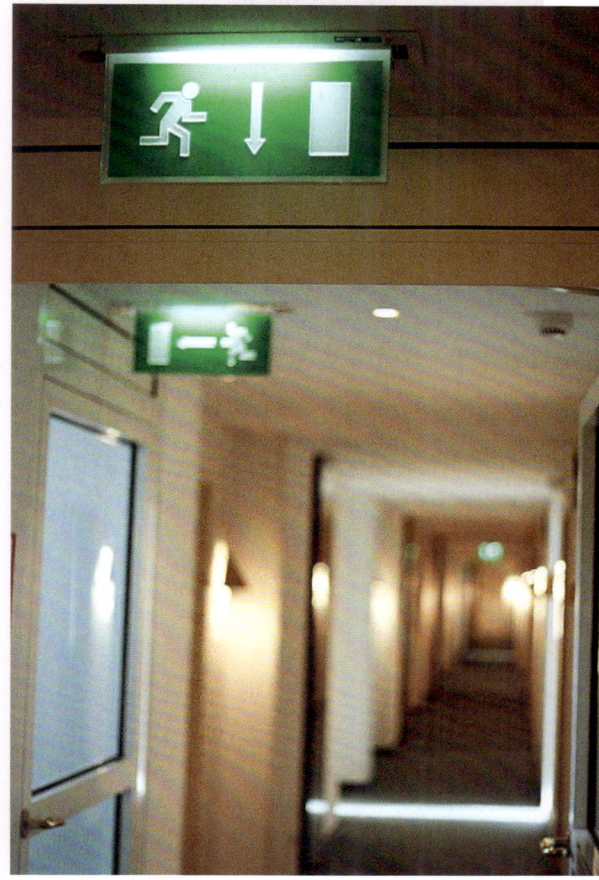

DAS NÄCHSTE ZIEL: AUSLÖSER ABBAUEN

Wenn Sie Ihre Angsttreppe erfolgreich hochgestiegen sind, haben Sie das erste Ziel erreicht, denn Sie wissen nun, wie Sie selbst in schwierigsten Situationen die Kontrolle über Ihren Körper behalten! Als zweites Ziel verbleibt der komplette Abbau der Angstauslöser oder das Zurückerobern der Orte und Situationen.

Der innere Polizist ist lernfähig

Erinnern Sie sich an die gelbe Bank? Angenommen, Sie würden auf eine gelbe Bank zugehen. Gleich würde der innere Polizist lautstark Alarm schlagen, indem er zum Beispiel ruft: »Geh bloß nicht dahin. Ich weiß genau, gleich wird etwas sehr Schlimmes passieren! Was, jetzt setzt du dich auch noch auf diese Bank?« Ihr Polizist würde alles tun, um Sie daran zu hindern: Augenblicklich würden Sie in die Hab-Acht-Haltung versetzt werden, und alles in Ihnen würde sich sträuben, sich auf diese Bank zu setzen.

So wird der Auslöser gelöscht

Was würde aber Ihr innerer Polizist sagen, wenn Sie sich entgegen seinem Rat immer und immer wieder auf eine gelbe Bank setzten? Seine wahrscheinliche Antwort: »Merkwürdig, ich hätte schwören können, dass etwas passiert. Ich weiß auch nicht, warum nichts Schlimmes passiert ist …« Er würde irgendwann selbst erkennen, dass von der

Bank keine Gefahr ausgeht, und seine Warnungen beenden.

Dies ist der Moment, in dem der Auslöser »gelbe Bank« gelöscht oder neutralisiert ist.

Übung macht den Meister

Jedes Mal, wenn Sie auf Ihrer Angsttreppe in eine Angstsituation hineingegangen sind, haben Sie die Auslöser für Ihre Panikattacken geschwächt. Machen Sie sich aber klar, dass Ihre inneren Angstauslöser (Seite 16) sehr tief gespeichert und hartnäckig sind. Selbst wenn Sie zehnmal erfolgreich mit dem Fahrstuhl gefahren sind, werden die Auslöser in Ihnen dennoch nicht vollständig abgebaut sein. Falls Sie zukünftig nur noch selten dazu kommen, mit einem Fahrstuhl zu fahren, wird die speziell in Ihnen eingespeicherte Angst davor vielleicht nie vollständig verschwinden.

Wenn Sie diese Angst und deren Auslöser wirklich endgültig beseitigen möchten, dann machen Sie es wie in dem Beispiel mit der gelben Bank. Fahren Sie absichtlich immer und immer wieder! Nutzen Sie jede sich bietende Gelegenheit!

Wiederholung führt zum Erfolg

Hier das Beispiel einer Patientin, die so massive Panikattacken hatte, dass sie nur noch selten und nur in Begleitung ihres Mannes die Wohnung verlassen konnte. Dann wurde ihr Mann schwer krank und lag mehrere Wochen im Krankenhaus. Die Patientin musste und wollte jeden Tag mit Bus und U-Bahn ihren Mann besuchen – zuvor war sie seit

EROBERN SIE SICH JETZT IHRE FREIHEIT ZURÜCK!

Für Menschen, die unter situationsgebundenen Panikattacken leiden, gibt es viele äußere Angstauslöser (Seite 17). Ihre dürften Ihnen bekannt sein. Um nun im zweiten Schritt konsequent am Ball zu bleiben, hilft es, sich regelmäßig die Fage zu stellen: »Wie wichtig ist es mir, in diesen Situationen wieder angstfrei zu werden?«

Machen Sie sich klar, wie sehr die Panikattacken bisher Ihre Lebensqualität beeinträchtigt haben! Wenn Sie nicht Auto fahren, verreisen oder unter Menschen gehen können, ist Ihr Leben stark eingeschränkt. Es hängt allein von Ihrem Mut und Ihrer Entscheidung ab, sich diese durch Angst besetzten Lebensgebiete zurückzuerobern.

MUTIG UND GEDULDIG ZUM ZIEL

Ich habe immer wieder Patienten erlebt, die zwar gewissenhaft den ersten Schritt – also die angstlösende Tiefenatmung – erlernten, beim zweiten Schritt aber dann doch den Mut verloren. Denn während sich anfangs noch alles im geschützten Rahmen abgespielt hat, wird es nun ernst.

Selbst wenn Sie die angstlösende Tiefenatmung perfekt beherrschen und Ihr Verstand vieles zuversichtlicher betrachtet: Ihr innerer Wachtmeister (die Angst vor der Angst, Seite 18) wird dennoch Alarm schlagen, wenn Ihnen der zweite Schritt hinein in die Angstsituation direkt bevorsteht.

Das wird lange Zeit so sein, egal wie intensiv Sie den ersten Schritt üben und sich auf den zweiten Schritt vorbereiten.

Daher bleibt nur, dass Sie eine gewisse alte Grundangst aushalten. Mit hoher Wahrscheinlichkeit wird Ihnen die Bewältigung der Panikattacken aber leichter fallen, als Sie sich das vielleicht vorstellen. Das liegt an der effektiven Wirkung der angstlösenden Tiefenatmung und an dem stufenweise Hineingehen in die Angstsituation über die Angsttreppe.

15 Jahren nicht mehr mit öffentlichen Verkehrsmitteln gefahren.

Nach drei Wochen sagte sie mir in der Therapiesitzung: »Am Anfang war es die Hölle. Aber das Merkwürdige ist, jetzt habe ich fast keine Ängste mehr!«

Ein anderes Beispiel: Eine Patientin, die ihre Angst vor dem Einkaufen schon recht gut im Griff hatte, lernte gegen Ende der Psychotherapie einen neuen Partner kennen. Dieser glaubte ihr einen Gefallen damit zu tun, dass er ihr sämtliche Lebensmitteleinkäufe

abnahm. Nach einem halben Jahr rief mich die Patientin an, weil die Ängste wieder größer geworden waren. In unserer folgenden Therapiesitzung wurde schnell deutlich, dass sie damals nicht konsequent ihre Auslöser abgebaut hatte und sich die alten Ängste durch ihr Vermeidungsverhalten nach und nach wieder aufgebaut hatten.

Diese Patientin erklomm nun erneut stufenweise ihre Angsttreppe und kaufte regelmäßig selbst ein. So konnte sie schließlich ihre Ängste erfolgreich bewältigen.

STUFE UM STUFE FREI VON PANIK

Jetzt kann es richtig losgehen: Wenn Sie die Tiefenatmung sicher beherrschen, können Sie nun Ihren persönlichen zweiten Schritt wagen. Weil jede Phobie anders ist, finden Sie in diesem Kapitel konkrete Beispiele für Angsttreppen in verschiedenen Paniksituationen.

DER ZWEITE SCHRITT AUF EINEN BLICK

DIE VORBEREITUNG

• Planen Sie die Stufen Ihrer persönlichen Angsttreppe sorgfältig (Seite 43).
• Bereiten Sie sich mental auf die Angstsituation vor (Seite 44).

IN DER ANGSTSITUATION

• Sobald Ihre Planung steht, stellen Sie sich Ihrer ersten Situation zügig innerhalb von ein bis zwei Tagen.
• Seien Sie realistisch: Ihr Körper wird zunächst mit Angst reagieren. Stellen Sie sich dann aber bewusst Ihren Ängsten. Lernen Sie dabei, Ihren Körper mithilfe der angstlösenden Tiefenatmung zu kontrollieren.
• Ablenkung wie Lesen ist sinnvoll. Aber nur dann, wenn es nicht dazu dient, Ihren Ängsten auszuweichen. Sie sollen sich ihnen ja stellen.
• Seien Sie sich immer der Möglichkeit der Atembremse (Seite 48) und des Notausgangs (Seite 49) bewusst.

DIE ANGSTTREPPE BEI AGORAPHOBIEN

Exemplarisch für alle spezifischen Angstsituationen wird nun das Einkaufen ausführlich beschrieben. Spezielle Tipps zu den anderen Phobien finden Sie ab Seite 54.

Einkaufen

Das Ziel ist, allein zu gehen, aber gönnen Sie sich anfangs ruhig Hilfe (Seite 44).

Die erste Stufe planen

➤ Legen Sie die erste Stufe auf Ihrer Angsttreppe fest. Wählen Sie ein Geschäft aus, das Sie gut kennen.

➤ Die mentale Vorbereitung auf die Angstsituation könnte so aussehen: Schließen Sie die Augen und stellen Sie sich vor, wie Sie langsam und ruhig atmend das Geschäft betreten. Sie holen sich einen Einkaufskorb oder -wagen und legen entschlossen und gelassen die Waren hinein. Dann sehen Sie sich in einer Warteschlange an der Kasse stehen. Sie lassen sich nicht aus der Ruhe bringen, indem Sie ruhig weiteratmen. Nun bezahlen Sie Ihre Einkäufe, packen sie ein und verlassen mit einem angenehmen Gefühl das Geschäft.

Mit dieser kleinen Übung sorgen Sie dafür, dass sich Ihr Weg durch das Geschäft schon vorher positiv in Ihren Gedanken verankert.

Nun geht es los

➤ Gehen Sie zu dem Geschäft, und beginnen Sie mit der ruhigen Atmung dann, wenn sich die Angst in Ihnen bemerkbar macht. Achten Sie auf das langsame und tiefe Einatmen ebenso wie darauf, dass Sie Ihre körperliche Verkrampfung mit bewusst langsamer Ausatmung lösen.

➤ Betreten Sie das Geschäft in aufrechter und offener Haltung: Richten Sie den Brustkorb auf, lassen Sie die Schultern nach hinten unten sinken, heben Sie das Kinn leicht an, und richten Sie den Blick geradeaus. Spüren Sie den Boden unter Ihren Füßen. Atmen Sie ruhig weiter.

➤ Gehen Sie langsam zu der Stelle, an der sich die erste Ware befindet, die Sie einkaufen wollen. Nehmen Sie die Ware in die Hand und lesen Sie die Beschriftung. Nehmen Sie sich dafür etwas Zeit. Dabei achten Sie darauf, dass Sie ruhig weiteratmen.

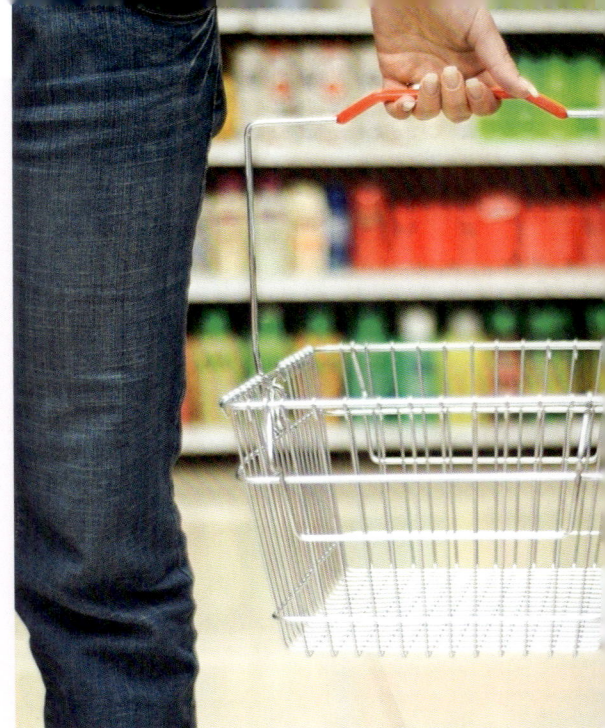

Selbst einkaufen zu können bedeutet Freiheit und Selbstbestimmung – und kann auch Spaß machen.

➤ Falls Sie jetzt trotzdem etwas Angst verspüren und Ihr Körper unruhig wird, ist das normal. Denken Sie daran, dass Sie trotzdem alles gut schaffen werden!

➤ Gehen Sie langsam durch das Geschäft, und kaufen Sie auf dieselbe Weise nach und nach Ihre Waren ein. Falls Sie aber beim ersten Mal nur eine Sache einkaufen möchten, ist das auch in Ordnung.

➤ Nachdem Sie alle Waren im Korb haben, gehen Sie bitte zur Kasse. Es gibt Betroffene, die vor allem vor längeren Warteschlangen Angst haben. Sie dürfen gerne einen Moment abwarten, bis die Schlange etwas

ERSTE HILFE IM NOTFALL

Wenn die Angst doch größer werden sollte und Sie dies schwer ertragen können (was selten passiert), dann begeben Sie sich in eine ruhige Ecke des Geschäfts.

➤ Dort versuchen Sie zunächst die Atembremse (Seite 48), um sich zu beruhigen.

➤ Für den seltenen Fall, dass auch das nicht hilft, dürfen Sie das Geschäft erst mal verlassen: Das ist Ihr Notausgang (Seite 49). Stürzen Sie aber nicht panisch zum Ausgang, sondern tun Sie dies so langsam wie möglich. Draußen gehen Sie eine Zeit lang in einer ruhigeren Seitenstraße hin und her. Beruhigen Sie sich durch langsames Atmen. Wenn es irgendwie möglich ist, setzen Sie danach Ihren Einkauf fort! Den Notausgang werden Sie höchstwahrscheinlich nicht benötigen. Aber zu Ihrer Beruhigung ist es wichtig, diese Möglichkeit zu haben.

kürzer wird. Keineswegs sollten Sie zu lange warten. Dann könnte Sie der Mut verlassen und sich die Angst wieder aufbauen. Deshalb: Stellen Sie sich nach spätestens drei Minuten an der Kasse an.

➤ Wenn Sie jetzt doch in einer längeren Schlange stehen und mit der Angst zu kämpfen haben, holen Sie einen Artikel aus Ihrem Warenkorb und beginnen Sie, das Etikett genau zu lesen. Denken Sie dabei immer weiter an Ihre langsame und tiefe Atmung.

➤ Wenn Sie an der Reihe sind mit dem Bezahlen, ist es egal, ob Sie zittern. Es ist jetzt egal, was andere denken könnten. Wichtig ist, dass Sie das Einkaufen zu Ende bringen!

➤ Und dann haben Sie fertig eingekauft und verlassen das Geschäft. Geschafft!

Viele Patienten sind erstaunt, dass sie alles weit besser als befürchtet hinter sich gebracht haben. Aber selbst wenn Ihre Ängste Sie gequält haben sollten: Sie haben bei all dem nicht die Kontrolle über sich verloren oder sind wie früher panisch aus dem Geschäft gestürmt! Jetzt haben Sie zum ersten Mal die Erfahrung gemacht, dass Sie nicht wie früher Ihren Ängsten hilflos ausgeliefert waren. Die erste und schwerste Stufe auf Ihrer Angsttreppe ist bewältigt!

SO GEHT ES WEITER

Falls diese erste Stufe für Sie sehr schwer war, sollten Sie sie wiederholen.

Bei der zweiten Stufe könnten Sie dann zum Beispiel mehr einkaufen oder eine andere Uhrzeit wählen, zu der mehr Kundenverkehr ist. Oder Sie wählen ein größeres Geschäft aus.

Im Fahrstuhl

Die erste Stufe planen

➤ Planen Sie Ihre erste Fahrstuhlfahrt so, dass es Ihnen machbar erscheint. Variieren können Sie bei der Fahrstuhlgröße, der Anzahl der Stockwerke oder der Fahrstuhlgäste.

➤ Bereiten Sie sich mental auf die Situation vor (Seite 44).

Nun geht es los

➤ Wenn Sie sich zum Fahrstuhl begeben, beginnen Sie mit Ihrer langsamen und bewussten Atmung, sobald Sie erste Unruhe oder Angst in sich bemerken.

➤ Betreten Sie den Fahrstuhl möglichst als Letzter. Halten Sie etwas zum Lesen in der Hand. Sehen Sie nicht angsterfüllt zur Tür, sondern auf dieses Buch oder die Zeitschrift.

➤ Denken Sie während der gesamten Zeit daran, jeweils zwei bis drei Sekunden lang bewusst langsam und tief einzuatmen – und dann ganz auszuatmen.

➤ Seien Sie nicht beunruhigt, falls sich eine mittelstarke Angst einstellt. Das ist normal. Aber Sie werden jetzt spüren, dass Sie mit der Tiefenatmung die Angst im Zaum halten. Das ist das eigentliche Ziel.

➤ Wenden Sie zur Not die **Atembremse** an (Seite 48).

APP FÜR SMARTPHONES

Als zusätzliche Unterstützung gibt es eine auf dieses Buch abgestimmte App für Smartphone-Besitzer (Link siehe Seite 78). Diese App kontrolliert Ihre Atemfrequenz in der Angstsituation und gibt Ihnen entsprechende Hilfen.
Die App eignet sich vor allem für Situationen, in denen Sie nicht vorwiegend aktiv sein müssen, zum Beispiel im Fahrstuhl, öffentlichen Verkehrsmittel, Flugzeug oder in Veranstaltungen.

SO GEHT ES WEITER

Steigen Sie wie geplant aus, und genießen Sie die Tatsache, dass Sie dieser Situation zum ersten Mal standgehalten haben!

Falls Sie sich jetzt richtig gut fühlen, fahren Sie gleich noch ein paar Stockwerke hin und her.

Planen Sie dann zügig die folgenden Schritte auf Ihrer Angsttreppe. Gerade die Fahrstuhlangst lässt sich hervorragend schnell abbauen, da sich hier oft und in kurzen Intervallen üben lässt. Sorgen Sie dafür, dass es Ihrem inneren Polizisten schnell die Sprache verschlägt!

Autofahren

Manche Menschen haben Angst, überhaupt allein mit einem Auto zu fahren. Damit verbunden ist die Vorstellung, sich immer weiter von zu Hause zu entfernen und bei einer Panikattacke keine Hilfe zu bekommen.
Meist haben Autofahrer jedoch Angst vor speziellen Straßen. Betroffene beschreiben diese Furcht wie folgt: »Ich kann ja dort nirgendwo anhalten. Wenn ich genau dann eine Panikattacke bekomme, habe ich Angst vor einem Unfall.« Vor allem Autobahnen oder enge Schnellstraßen ohne Standstreifen machen den Betroffenen Angst und werden dann meist konsequent gemieden.
Es sind also die Ängste vor einer Panikattacke, dem daraus resultierenden Kontrollverlust über den Körper und vor einem Unfall, mit denen die Betroffenen sich beim Autofahren selbst unter Druck setzen. Dadurch

wird typischerweise die eigentliche Panikattacke unfreiwillig herbeigeführt (Seite 18).

Sie dürfen überall anhalten!

Es ist daher von allergrößter Wichtigkeit,
dass Sie sich vorher die Erlaubnis geben,
wenn nötig überall anhalten zu dürfen! Dadurch nehmen Sie sich selbst diesen Druck.
Machen Sie sich klar, dass jeder Autofahrer
eine Panne haben kann. Für diesen Fall ist
das Warnblinklicht vorgesehen. Meistens
gibt es aber doch einen Standstreifen,
Nothaltebuchten, Bushaltestellen, Einfahr-
ten oder den Bürgersteig.
In jedem Fall sollten Sie bei einem beginnen-
den Kontrollverlust anhalten, um sich und
andere zu schützen. Ein Fehler wäre es auch,
mit größerer Geschwindigkeit nach Hause zu
fahren, um alles hinter sich zu bringen.

Die erste Stufe planen

➤ Überlegen Sie zuerst: Bis zu welchem Niveau fällt Ihnen das Autofahren noch leicht?
Oder fahren Sie überhaupt kein Auto mehr?

➤ Definieren Sie für sich Ihre erste Schwie-
rigkeitsstufe. Wenn Sie bisher gar nicht mehr
gefahren sind, nehmen Sie sich erst einmal
nur ganz kleine Strecken in Ihrem Wohnort
vor. Bei massiver Autobahnangst sollten Sie
vielleicht nur eine Auffahrt auf einer schwach
befahrenen Autobahn wählen. Vielleicht ist
ein Beifahrer, dem Sie vertrauen, anfangs
hilfreich – oder ein Fahrlehrer?

➤ Bereiten Sie sich mental vor, indem Sie
sich Ihre erste erfolgreiche Fahrt genau vorstellen (Seite 44).

Und dann geht es los

➤ Steigen Sie in Ihr Fahrzeug ein. Achten
Sie bitte jetzt schon auf Ihre Atmung. Es
kann helfen, wenn Sie mitten aufs Lenkrad
einen Zettel mit der Aufschrift »Atmen!« kle-
ben, der Sie stets an die Atmung erinnert.

➤ Öffnen Sie das Fenster einen Spalt weit,
und schieben Sie eine CD mit ruhiger Musik
in Ihr Autoradio ein. Bitte nicht zu laut!

➤ Und dann beginnen Sie Ihre Fahrt. Fahren
Sie langsam und konzentriert.

➤ Denken Sie an das tiefe und langsame
Atmen, vor allem bei aufkommender Angst.
Falls diese doch stärker wird, vergessen Sie
die **Atembremse** nicht (Seite 48).

➤ Für den unwahrscheinlichen Fall, dass
auch die Atembremse nicht hilft: Fahren Sie
rechts an den Straßenrand, auf einen Parkplatz oder den Standstreifen der Autobahn.
Machen Sie gegebenenfalls das Warnblinklicht an. Schalten Sie den Motor aus – und
beruhigen Sie sich nach und nach mithilfe
der Tiefenatmung.

➤ Wenn es wieder geht, fahren Sie Ihre Stre-
cke bis zum Ende.

Im Tunnel

In einem Tunnel fühlen sich die Betroffenen
eingeschlossen, und es kommt zu einem extremen Einengungsgefühl. Oft beschreiben
sie dieses Gefühl, als ob ein großes Gewicht
auf ihnen laste und dass jede Flucht unmög-

lich sei. Sie nehmen große Umwege in Kauf, um Tunnel zu meiden. Natürlich kommt Tunnelangst oft auch beim U-Bahn-Fahren vor.

Die erste Stufe planen

➤ Bitte planen Sie Ihre erste Angststufe. Es wird vermutlich ein kürzerer Tunnel sein.

➤ Vielleicht nehmen Sie zur Beruhigung einen kleinen Talisman mit, den Sie während der Fahrt in Ihrer Hand halten.

➤ Wenn Sie im Auto fahren, nehmen Sie eine CD mit ruhiger Musik mit.

➤ Falls Ihre Panikattacken bisher sehr heftig waren, sollten Sie im Auto zunächst lieber als Beifahrer mitfahren.

➤ Bereiten Sie sich mental auf die Tunneldurchfahrung vor (Seite 44).

Und dann geht es los

➤ Wenn Sie in der U-Bahn durch den Tunnel fahren, sehen Sie möglichst nicht in die Dunkelheit draußen. Blicken Sie lieber auf die Menschen um Sie herum oder auf eine Zeitung in Ihrer Hand.

➤ Im Auto könnten Sie als Beifahrer auf das Armaturenbrett oder andere Gegenstände schauen.

➤ Vor allem sollten Sie von Anfang an darauf achten, immer langsam und tief über zwei bis drei Sekunden einzuatmen. Beim langsamen Ausatmen achten Sie darauf, Körperspannung und Ängste loszulassen.

Egal, wie stark die Ängste auch werden mögen: Achten Sie darauf, dass Sie immer weiteratmen. Wenn Sie das nicht tun, wird die Angst Ihre Atmung blockieren, und es wird zur typischen Angsthechelatmung (Seite 28) kommen, bei der Sie nach und nach die Kontrolle über Ihren Körper verlieren und panisch werden.
Wenn Sie weiteratmen, werden Sie trotz aller Angstsymptome die Kontrolle über den Körper behalten. Haben Sie das einmal erlebt und gespürt, wird in Zukunft alles viel leichter werden!

➤ Die **Atembremse** (Seite 48) ist gerade in Tunneln ein wichtiges Hilfsmittel. Mit ihr können Sie sich wieder beruhigen, wenn Sie Ihre langsame, tiefe Atmung doch einmal verlieren sollten.

SO GEHT ES WEITER

Wenn Sie die Fahrt gut überstanden haben, können Sie den Tunnel nochmals durchfahren, vielleicht auch mehrmals.

Falls die Durchfahrt aber für Sie sehr anstrengend war, nehmen Sie sich den Tunnel möglichst nach ein bis zwei Tagen noch mal vor. Dies sollten Sie so oft wiederholen, bis Sie voller Zuversicht sind, dass Sie mithilfe der angstlösenden Tiefenatmung keine Panikattacken mehr erleiden werden. Die größte Hürde ist geschafft, wenn Sie Ihrer Atmung vertrauen und wissen, dass Sie mit ihr stets die Kontrolle über sich und Ihren Körper behalten können. Die nächsten Stufen auf Ihrer Angsttreppe werden dann gar nicht mehr so schwer sein.

Öffentliche Verkehrsmittel

Hier geht es um Fahrten im öffentlichen Nahverkehr (S-Bahn, U-Bahn, Bus) sowie um längere Bahnfahrten.

Die erste Stufe planen

➤ Fragen Sie sich, welche Situation Sie gerade noch gut aushalten können. Oder vermeiden Sie das Fahren mit Bus und Bahn ganz? Überlegen Sie sich, was ein machbarer erster Schritt auf Ihrer Angsttreppe wäre. Wenn Sie zum Beispiel bislang recht gut in Bussen oder Bahnen fahren konnten, die eher leer waren, dann kann die erste Stufe vielleicht darin bestehen, dass Sie zu einer Zeit mit höherem Fahrgastaufkommen fah-

Einfach fahren, wann und wohin Sie wollen – das können Sie gut in kleinen Schritten üben.

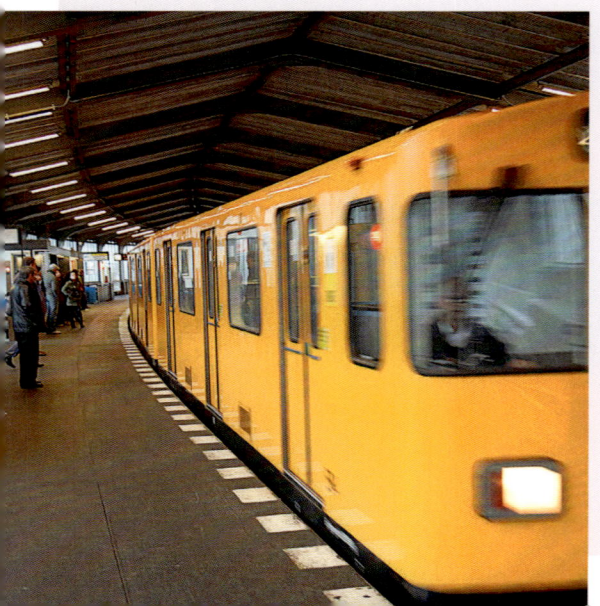

ren. Falls Sie das Fahren schon länger ganz vermieden haben, mag die erste Stufe etwas schwieriger für Sie sein. Fahren Sie in einer ruhigen Tageszeit oder zunächst nur eine Station weit. Oder nehmen Sie eine Person Ihres Vertrauens mit.

➤ Bereiten Sie sich mental auf diese Situation vor (Seite 44).

Und dann geht es los

➤ Im Bus suchen Sie sich einen Platz in der Nähe des Fahrers, in der Bahn weder ganz am Ende des Abteils noch direkt an der Tür. Vielleicht nehmen Sie einen Fensterplatz.

➤ Wenn die Fahrt beginnt, achten Sie zunächst darauf, dass Sie betont langsam einatmen und die aufkommende Anspannung durch das angstlösende Ausatmen immer wieder lösen. Seien Sie aber realistisch: Eine gewisse Angst ist jetzt aufgrund all der Auslöser normal. Akzeptieren Sie diese Angst!

➤ Sehen Sie bitte nicht zur Tür, sondern aus dem Fenster, auf eine Zeitung oder ein Buch. Wenn Sie merken, dass Sie sich mit Ihrer Atmung recht gut beruhigen können, dürfen Sie sich mehr auf das Lesen konzentrieren. Oder versuchen Sie ganz bewusst, die Außenwelt durchs Fenster wahrzunehmen: die Menschen, Bäume, Farbe der Autos …

Sie werden vermutlich spüren, wie gut Sie Ihren Körper mit Ihrer Atmung unter Kontrolle halten und immer wieder beruhigen können. Das ist das eigentliche Ziel! Ab hier lässt das Angstniveau spürbar nach.

➤ Dennoch sollten Sie sich von vornherein das Aussteigen als **Notausgang** erlauben. Denn falls die Panik kaum noch erträglich für Sie sein sollte (was eher selten vorkommt), dürfen Sie an der nächsten Station aussteigen. Dort gehen Sie etwas spazieren oder beruhigen sich auf einer Bank. Dann sollten Sie mit dem nächsten Bus oder der nächsten Bahn Ihre Fahrt wie geplant beenden. Das ist wichtig, denn bei einem Abbruch hätten Sie vor der Angst kapituliert, und Ihre Ängste könnten sich verstärken.

Bei Bahnfahrten ist die Möglichkeit des Notausgangs erschwert, da die Haltestationen oft weit auseinanderliegen und die Züge in größeren Zeitabständen fahren. Daher sollten Sie vielleicht erst einmal mit der S-Bahn oder Regionalzügen üben.

SO GEHT ES WEITER

Wenn Sie wie geplant ausgestiegen sind, genießen Sie die Tatsache, dass Sie dieser Situation zum ersten Mal standgehalten haben! Und üben Sie so bald wie möglich weiter!

Im Flugzeug

Es gibt zwei Arten von Flugangst. Bei der ersten handelt es sich um die Angst vor dem Absturz des Flugzeugs. Dies ist keine Agoraphobie, sondern eine spezifische Phobie (Seite 7). Die zweite ist die typische agoraphobische Angst, gekennzeichnet durch die fehlende Fluchtmöglichkeit – was beim Flugzeugfliegen durchaus real ist, es sei denn, Sie sind passionierter Fallschirmspringer …

Beide Arten der Flugangst sind von der Symptomatik her aber ähnlich – die eigentliche panische Körperreaktion ist vergleichbar.

Die erste Stufe planen

➤ Wenn Sie Angst vor einem Flugzeugabsturz haben, sollten Sie sich vorher klarmachen, dass dies wesentlich unwahrscheinlicher ist als ein Autounfall.

➤ Wenn Sie unter der agoraphobischen Flugangst leiden, ist anzunehmen, dass Sie unter weiteren Agoraphobien leiden. Dann sollten Sie mit einer Angst beginnen, bei der das Üben einfacher ist. Wenn Sie dort Ihren Körper mithilfe der Atmung beruhigen können, wird dies auch im Flugzeug klappen, vertrauen Sie darauf!

➤ Falls Sie ausschließlich Flugangst oder eine Absturzphobie haben, ist der erste Schritt auf Ihrer Angsttreppe sehr groß. Sie werden den ersten Flug jedoch besser schaffen, als Sie sich das jetzt vorstellen können! Wählen Sie möglichst einen kurzen Inlandsflug – es muss ja nicht gleich ein 10-Stunden-Flug sein. Und lassen Sie sich von einem Menschen begleiten, dem Sie vertrauen.

➤ Buchen Sie Ihren Sitzplatz besser am Gang als am Fenster.

➤ Es könnte hilfreich sein, wenn Sie sich auf einem Zettel notieren: »Immer ruhig weiteratmen. An die **Atembremse** denken«. Diesen Zettel legen Sie in Ihr Buch oder die Zeitschrift, die Sie mitnehmen. So werden Sie immer an die Atmung erinnert.

➤ Hilfreich könnte auch ein Talisman in Form eines Steins oder Schmuckstücks sein, der beruhigend auf Sie wirkt, wenn Sie ihn während des Flugs in der Hand halten.

➤ Bereiten Sie sich schließlich in Ruhe mental auf den Flug vor (Seite 44).

Und dann geht es los

➤ Wenn auf dem Weg zum Flughafen oder bei der Flugabfertigung innere Unruhe einsetzt, beginnen Sie mit der angstlösenden Tiefenatmung. Ein gewisses Maß an Anspannung ist normal, und mit der Atmung werden Sie sich immer wieder beruhigen können.

➤ In der Wartehalle dürfen Sie sich gerne etwas ablenken: lesen, sich mit Ihrer Begleitung unterhalten oder auf und ab gehen.

➤ Betreten Sie die Gangway erst als einer der letzten Passagiere. Falls Sie doch anstehen müssen, lesen Sie in Ihrer Zeitschrift oder unterhalten Sie sich mit Ihrem Begleiter.

➤ Es könnte hilfreich sein, die Flugbegleitung gleich beim Einsteigen über Ihre Flugangst zu informieren.

➤ Nehmen Sie Ihren Platz ein. Falls Sie keinen am Gang bekommen haben, können Sie vielleicht mit einem Passagier tauschen.

➤ Achten Sie nun sehr bewusst auf das langsame Ein- und Ausatmen. Seien Sie bitte realistisch: Die Ängste treten meist gleich zu Beginn, außerdem beim Start oder bei der Landung auf. Während des Flugs lassen sie in der Regel eher nach.

➤ Wenn Angst in Ihnen aufkommt, sehen Sie vor sich auf Ihre Zeitschrift oder Ihr Buch (und auf den Zettel, der Sie ans Atmen erinnert) oder reden Sie mit Ihrem Partner, gerne auch über ein Thema, das Sie ablenkt.

➤ Spüren Sie gegebenenfalls bewusst den beruhigenden Talisman in Ihrer Hand.

➤ Falls die Angst stärker wird, verhindern Sie bewusst mit einer langsamen und angstlösenden Atmung, dass sich die Angst aufschaukelt. Das mag zunächst anstrengend sein. Sie werden aber bald registrieren, dass Sie die Angst und Ihren Körper damit wirkungsvoll kontrollieren können. Danach wird alles viel leichter für Sie werden.

➤ Denken Sie auch an die **Atembremse** (Seite 48), um Ihre Atmung zu verlangsamen, falls die Angst stärker werden sollte.

Sie werden den Moment Ihrer größten Angst überstehen. Danach können Sie lesen oder sich unterhalten. Das Schlimmste ist vorbei!

➤ Wenn Sie während des Flugs körperlich sehr unruhig sind, gehen Sie langsam durch den Mittelgang, das wird Ihnen guttun.

➤ Falls Sie vor allem Angst vor der Landung des Flugzeugs haben: Halten Sie sich an die Vorschläge für den Beginn des Flugs.

SO GEHT ES WEITER

Sie haben es geschafft und den wichtigsten ersten und größten Schritt zum Abbau Ihrer Flugangst gemacht! Bitte fliegen Sie bald wieder, denn die Angst wird mit jedem Flug abnehmen.

In Veranstaltungen oder Menschenmengen

Die erste Stufe planen

➤ Ob Kino, Theater oder Sonstiges – Sie sollten anfangs eine Veranstaltung auswählen, die nicht allzu stark besucht ist.

➤ Achten Sie darauf, dass zum Beispiel der Kinofilm nicht zu aufwühlend ist. Besser wäre eine Komödie oder ein Liebesfilm.

➤ Besorgen Sie sich einen Platz eher am Rand. Falls Sie es aber bislang schon am Rand eines Saals aushalten konnten, wählen Sie bewusst einen Platz mehr in der Mitte. Wenn es sich um eine Menschenmenge handelt, halten Sie sich auch hier zunächst im Randbereich auf.

➤ Bereiten Sie sich mental auf die geplante Situation vor (Seite 44).

Und dann geht es los

➤ Während Sie auf den Veranstaltungsbeginn warten, können Sie sich ablenken, indem Sie etwas lesen.

➤ Atmen Sie langsam und tief. Setzen Sie notfalls die **Atembremse** ein (Seite 48). Diese funktioniert übrigens hervorragend geräuschlos, indem Sie die Luft durch eine kleine Öffnung Ihrer Lippen ausströmen lassen – probieren Sie das vorab zu Hause.

➤ Erlauben Sie sich als **Notausgang,** den Ort verlassen zu dürfen (Seite 49). Versuchen Sie aber auf jeden Fall erst einmal ernsthaft, Ihren Körper mit der angstlösenden Tiefenatmung zu beruhigen. Falls Sie doch den »Notausgang« wählen, gehen Sie unbedingt in die Veranstaltung oder Menschenmenge zurück, sobald Sie sich beruhigt haben.

Bei Angst vor Menschenmengen

➤ Machen Sie sich bitte vorher klar: Jetzt geht es darum, sich den Ängsten zu stellen! Haben Sie den Mut, so weit in die Situation hineinzugehen, bis tatsächlich mittelstarke Ängste auftreten. Nur dann können Sie die Erfahrung machen, wie sich Ihr Körper mit der angstlösenden Tiefenatmung wieder beruhigen und somit kontrollieren lässt.

Ich spreche diesen Punkt so deutlich an, weil gerade bei der Angst vor Menschenmengen ein Vermeidungsverhalten sehr leicht ist. Ich habe Patienten erlebt, die stets schon beim ersten leichten Angstgefühl die Situation verlassen haben. So konnten sie nicht die notwendige Erfahrung machen, wie effektiv die angstlösende Tiefenatmung ist. Wie bei allen anderen agoraphobischen Ängsten geht es auch hier beim zweiten Schritt der Panikbewältigung vor allem darum, diesen Beweis zu erbringen! Einmal erbracht, macht er zukünftig vieles leichter.

SO GEHT ES WEITER

Begeben Sie sich nun immer öfter unter Menschen. Besteigen Sie entschlossen die nächsten Stufen Ihrer Angsttreppe, bis Sie Ihr Ziel erreicht haben: den Ostersegen des Papstes auf dem Petersplatz in Rom entgegenzunehmen …

Die vertraute Umgebung verlassen

Bei der Angst, die vertraute Umgebung zu verlassen, handelt es sich um eine tief gehende und umfassende Agoraphobie. Die vertraute Umgebung kann die eigene Wohnung oder das Haus sein, aber auch der Wohnort oder die Gegend. Allein schon das Betreten des Hausflurs, der Straße oder des Wegs aus dem Wohnort hinaus löst dann Panikattacken aus. Es gibt zwei Ursachen:

Vermeidungsverhalten

Wer in bestimmten Situationen Panikattacken hatte, meidet in Zukunft lieber ähnliche Situationen. Das führt zum typischen Teufelskreis: Je mehr Raum man Ängsten gibt, desto mehr Macht gewinnen sie (Seite 19).

Weigerung oder Furcht, erwachsen und eigenständig zu werden

Wer davon betroffen ist, hat zumeist in seiner Kindheit zu wenig Geborgenheit und Zuwendung erfahren und war oft mit den Ansprüchen der Außenwelt (etwa der Schule) überfordert. Unbewusst besteht immer noch die Sehnsucht nach dieser Geborgenheit. Manchmal ist es auch ein kindlich ohnmächtiger Trotz: »Sei endlich für mich da!« Das Denken und Fühlen ist meist noch sehr kindlich. Die Anforderungen des Lebens wirken beängstigend. In der Außenwelt fehlt die Sicherheit, man fühlt sich wie verloren. Ich möchte jetzt nicht weiter auf die Gründe eingehen. Es wird aber deutlich, dass die umfassende Agoraphobie nur ein äußeres Symptom darstellt, das sich nicht beseitigen lässt, ohne an die tieferen Wurzeln zu gehen. Hier bietet sich eine Psychotherapie an (Seite 29). Erst im nächsten Schritt kann die Agoraphobie wirkungsvoll aufgelöst werden.

Die erste Stufe planen

Natürlich gibt es zahlreiche innere und vor allem äußere Auslöser (Seite 16/17). Darum wird die Angsttreppe wahrscheinlich viele Stufen haben. Der Vorteil ist aber, dass Ihre Angstsituation direkt vor Ihrer Haustür liegt – Sie können also schön oft üben!

➤ Eine genaue Planung ist nicht nötig. Wichtig ist nur, dass Sie oft üben und jedes Mal den Abstand vom Zuhause vergrößern. Falls Sie Ihre Wohnung gar nicht mehr verlassen konnten, treten Sie jetzt zunächst nur einen oder zwei Schritte vor Ihre Tür.

➤ Sie werden sich sicherer fühlen, wenn Sie ein Handy bei sich tragen.

➤ Bereiten Sie sich auch auf kleine Schritte mental vor (Seite 44).

Und dann geht es los

➤ Achten Sie darauf, langsam und tief ein- und auszuatmen, wie Sie es gelernt haben.

➤ Sie brauchen nicht lange vor der Tür stehen zu bleiben – nach einer Minute dürfen Sie wieder zurück in Ihre Wohnung. Dafür wiederholen Sie das aber bitte öfter am Tag!

➤ Nach ein paar Tagen sollten Sie sich jedes Mal ein paar Meter weiter vom Haus entfer-

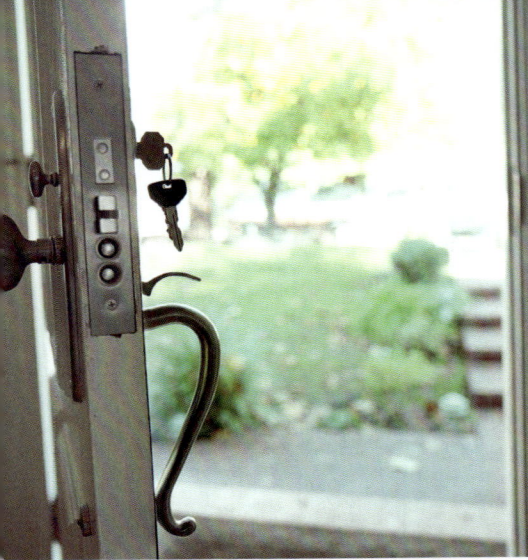

*Die Tür ist offen – und das Leben wartet auf Sie!
Jetzt können Sie Schritt für Schritt hinausgehen.*

nen. Sie können zum Beispiel die Entfernung jeden Tag verdoppeln (5, 10, 20 Meter).

➤ Gehen Sie bitte langsam, sowohl hin als auch zurück. Sagen Sie sich: »Ich gehe mutig zurück in die Welt.« Und nicht: »Ich bringe das jetzt schnell hinter mich.«

➤ Versuchen Sie, die Außenwelt bewusst wahrzunehmen, die Menschen, die Autos, die Häuser, die Natur.

➤ Wenn Sie Ihr Ziel erreicht haben, verharren Sie dort eine Minute ruhig atmend, bevor Sie zurückgehen.

SO GEHT ES WEITER

Sie haben die ersten Schritte geschafft! Nähern Sie sich nun der Außenwelt beherzt weiter an und machen Sie sich mit ihr von Tag zu Tag vertrauter. So werden Sie Ihre Isolation durchbrechen und wieder ins Leben zurückfinden.

Alleinsein

Die Angst vor dem Alleinsein ist für sich gesehen keine Agoraphobie. Eher ist Alleinsein der Auslöser für agoraphobische Panikattacken. Es gibt Patienten, die viele Situationen in Begleitung eines Partners oder Freundes gut bestehen können. Wenn sie jedoch allein sind, treten sofort Panikattacken auf. Andere Menschen können es sogar zu Hause kaum allein aushalten. Die Gründe für diese Ängste sind vielfältig.

Überbehütung

Denkbar ist, dass eine ständige Anwesenheit oder Überbehütung zu einer gewissen Abhängigkeit oder Unselbstständigkeit geführt hat. Wenn zum Beispiel ein zu Panikattacken neigender Mensch fast ausschließlich in Begleitung eines anderen Dinge wie Einkaufen oder Fahrstuhlfahren erledigt, gewöhnt er sich an eine gewisse Sicherheit, die die andere Person vermitteln mag. Im Umkehrschluss gehen aber Selbstvertrauen und Eigenständigkeit verloren. Gefühle wie Schutzlosigkeit oder Ausgeliefertsein sind es, die dann beim Alleinsein Panikattacken auslösen können.

Kindliche Ängste und Wünsche

Weitere Ursachen können die unbewusste Weigerung sein, erwachsen zu werden, das Festhalten an kindlichen Sehnsüchten, Geborgenheitswünschen, Ängsten vor Neuem oder Überforderung (Seite 62).
Um sich diese alten Gefühle, Erfahrungen und Muster bewusst zu machen und sie zu

verarbeiten, ist zunächst eine Psychothera-pie empfehlenswert (Seite 29). Ohne diese Hilfe wird eine Bewältigung der Ängste sehr erschwert, wenn nicht sogar unmöglich sein.

Die erste Stufe planen

Doch gehen wir jetzt davon aus, dass diese Dinge keine Rolle spielen oder bearbeitet sind. Wie geht man vor, wenn man wieder al-lein einkaufen, Fahrstuhl fahren oder auch nur das Haus verlassen möchte?

➤ Zu Beginn Ihrer Angsttreppe sollten Sie die Angstsituation in Begleitung aufsuchen und dort dann für eine Weile allein bleiben. Überlegen Sie: Wie lange möchten Sie versu-chen, es allein auszuhalten? Bestimmen Sie einen Zeitraum, in dem Ihr Begleiter den Ort verlässt. Er sollte nicht zu sehen sein, damit Sie sich ganz auf sich konzentrieren können.

➤ Denken Sie an alle ab Seite 44 aufgeführ-ten Ratschläge.

➤ Der **Notausgang** besteht hier in einem Anruf bei Ihrem Begleiter.

ZWANGSVERHALTEN

Aus Phobien können sich Zwänge (Zwangs-verhalten oder -gedanken) entwickeln. Meist werden damit andere, tiefer sitzende psychische Probleme kompensiert oder überdeckt. In Kombination mit psychothe-rapeutischer Hilfe lässt sich die angstlö-sende Tiefenatmung in solchen Fällen effektiv einsetzen, um diese Phobien und Zwänge zu bekämpfen und abzubauen.

HILFE BEI WEITEREN PHOBIEN

Es gibt neben der ausführlich beschriebenen Agoraphobie noch unzählige weitere spezifi-sche Phobien – auf alle einzugehen, würde den Rahmen dieses Buchs sprengen. Einige Beispiele finden Sie auf Seite 7. Auch bei sol-chen Phobien kann der Betroffene Angstatta-cken erleiden, wenngleich diese seltener in der eigentlichen Panik, also dem Verlust der Körperkontrolle, enden.
Grundsätzlich können Sie allen Phobien be-gegnen, indem Sie sich stufenweise mit dem konfrontieren, was Ihnen Angst macht.
Exemplarisch sei hier das Vorgehen bei Spin-nenphobie und Prüfungsangst beschrieben.

Beispiel Spinnenphobie

➤ Sehen Sie sich zunächst einmal eine klei-ne Spinne länger an. Atmen Sie langsam und ruhig. Gewöhnen Sie sich an ihren Anblick. Die Spinne wird nie Ihr Lieblingstier werden, aber sie sitzt dort nur herum und kann Ihnen nichts tun.

➤ Dann nehmen Sie sich ein Trinkglas und ein Pappstück. Während Sie sich der Spinne nähern, setzen Sie die angstlösende Tiefen-atmung ein.

➤ Stülpen Sie bewusst und langsam das Glas über die Spinne. Schieben Sie ebenso langsam die Pappe unter das Glas – und schon haben Sie die Spinne gefangen!

➤ Heben Sie den Deckel mit dem Glas an, gehen Sie (ruhig und tief atmend!) vor die Haus- oder Gartentür, und lassen Sie die Spinne frei.

SO GEHT ES WEITER

Machen Sie das vielleicht noch ein paar Mal mit kleineren Spinnen. Dann können Sie sich an die größeren heranwagen.

Auch hier ist ein in der Schwierigkeit abgestuftes Herangehen sinnvoll – wie bei der »Angsttreppe« ab Seite 43 beschrieben. So werden Sie bald allenfalls eine gewisse Abneigung gegen die Tiere, aber keine Phobie mehr haben!

Beispiel Prüfungsangst

➤ **Redeangst und mündliche Prüfungen:** Gestatten Sie sich, rot zu werden oder unsicher zu wirken – machen Sie sich selbst weniger Druck. Sie werden ja nach und nach sicherer werden! In Ihr Redemanuskript können Sie nach jedem Satz einen Strich machen, der Sie an eine kurze Pause mit tiefem Luftholen erinnert. Oder Sie legen sich einen »Atmen«-Zettel hin, um es nicht zu vergessen. Ganz wichtig: Achten Sie immer darauf, betont langsam zu sprechen!

➤ **Schriftliche Prüfungen:** Angst kann die Konzentration und Denkfähigkeit blockieren. Auch hier hilft die angstlösende Tiefenatmung. Und beißen Sie sich nicht fest: Überspringen Sie ruhig mal eine Aufgabe. Probieren Sie auch die Erdungsübung (Seite 77)!

»GRUNDLOSE« PANIK-ATTACKEN BESIEGEN

Manche Menschen leiden unter plötzlichen Panikattacken, die sie aus scheinbar heiterem Himmel überfallen und bei denen die inneren und äußeren Auslöser schwer oder gar nicht zu erkennen sind. Manchmal treten die Attacken wenigstens zu bestimmten Zeiten oder bei einer bestimmten Gemütslage auf. Wer diese »nicht situationsgebundenen Panikattacken« bekommt, fühlt sich besonders ohnmächtig und hilflos.

Mögliche psychische Ursachen

Bei einigen Betroffenen sind diese Panikattacken Ausdruck einer unbewussten Weigerung, sich dem Leben zu stellen, oder anders gesagt, erwachsen zu werden (Seite 62). Oft tritt die Panik auf, wenn Neues oder besondere Herausforderungen anstehen – einerseits aus Angst davor, andererseits mag darin auch ein unbewusster kindlicher Appell liegen: »Beschütze mich und hilf mir, ich bin dem nicht gewachsen.« In solchen Fällen sollte man die Ursachen mithilfe einer Psychotherapie angehen (Seite 29).

Angst aus heiterem Himmel

Ein wohlabgestuftes Vorgehen wie bei der Agoraphobie ist bei dieser Angst leider nicht möglich, weil der zweite Schritt unserer Methode nicht wirklich planbar ist. Sie können sich aber auf folgende Weise helfen:

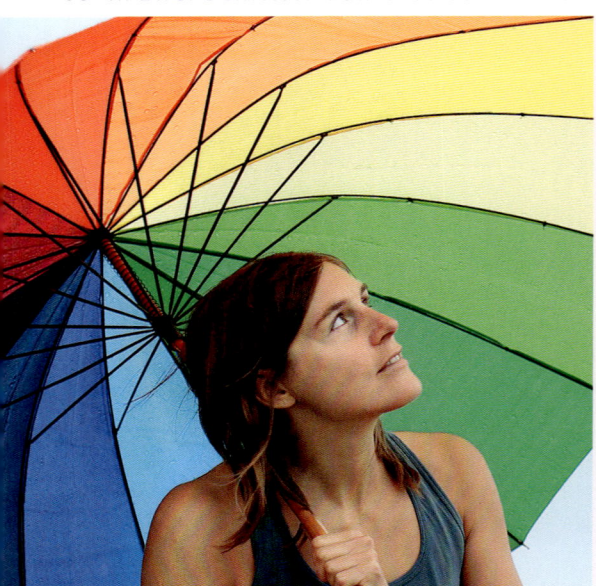

Wie ein Regenschirm wird Ihnen die ruhige Atmung in allen Situationen Schutz bieten.

➤ Während Sie im ersten Schritt die angst-lösende Tiefenatmung erlernen, werden Sie wahrscheinlich weiterhin Ihre Panikattacken bekommen. Wenn Sie fühlen, wie die Angst in Ihnen aufzusteigen beginnt, probieren Sie einfach spontan aus, ob die Atmung schon hilfreich ist.

➤ Helfen Sie sich gegebenenfalls anfangs mit der **Atembremse** (Seite 48).

SO GEHT ES WEITER

Wenn Sie erste Erfolge merken und Ihre Panik-anfälle bereits reduzieren können, ist das schön! Wenn nicht, machen Sie sich bitte keinen Druck! Wie gesagt dauert es oft Wochen oder Monate, bis die Tiefenatmung erlernt ist und Sie Ihren Körper wirksam kontrollieren können.

WENN KRANKHEITEN ANGST MACHEN

Schwer erkrankte Menschen haben oft große Ängste. Hier finden Sie den Bericht einer Diplom-Psychologin, die in einer auf Stoff-wechsel- und Magen-Darm-Erkrankungen spezialisierten Rehaklinik arbeitet. Er zeigt, wie die Tiefenatmung Patienten helfen kann.

Existenzielle Ängste

»Zum einen gibt es Patienten mit existenziel-len Ängsten: Ängsten vor Wiedererkrankung (zum Beispiel bei Krebserkrankungen) oder Verschlimmerung der aktuellen Krankheit. Diese Patienten haben oft (mehrfache) schwere Operationen, teils mit dramatischen Komplikationen, erlebt. Solche traumati-schen Erlebnisse werden zum Auslöser für Ängste bis hin zu Panikattacken.

Die Betroffenen hören ständig besorgt in ihren Körper hinein, versuchen, jedes Sym-ptom zu erklären, und befürchten erneute Operationen. Es kann zu Schlafstörungen, Gedankenkreisen und Grübeln kommen, manche Patienten können sich nicht mehr entspannen, nichts mehr genießen und ver-lieren ihre Lebensfreude. Das Vertrauen in den eigenen Körper ist massiv gestört, und vor allem nach wiederholten Operationen lässt es sich nur langsam wieder aufbauen. Hier ist begleitend eine Psychotherapie zu empfehlen, um die traumatischen Erlebnisse zu verarbeiten. Gleichzeitig kann die angst-lösende Tiefenatmung helfen, die Ängste und Panikattacken zu kontrollieren. Zu erleben, wie sich der Körper mithilfe des Atems positiv beeinflussen lässt, hilft den Patienten, leichter zur Ruhe zu kommen.

Angstspirale bei chronischen Erkrankungen

Patienten mit chronischen Krankheiten können in eine Angstspirale geraten, in der sich Selbstbeobachtung und Ängste gegenseitig hochschaukeln und zu »selbsterfüllenden Prophezeiungen« werden. Der schubartige Verlauf einiger Erkrankungen bestätigt dann häufig die Ängste. Dazu zwei Beispiele:

Chronisch-entzündliche Darmerkrankung

Erkrankungen wie Morbus Crohn und Colitis ulcerosa sind mit Phasen starker, häufiger Durchfälle verbunden, die sich auch als »imperativer Stuhldrang« äußern können: Die Betroffenen benötigen sofort eine Toilette! Ansonsten kommt es zu überaus peinlichen und demütigenden Situationen. Daraus resultiert natürlich eine berechtigte Angst – vor allem davor, das Haus zu verlassen. Diese Angst löst über das vegetative Nervensystem typische körperliche Prozesse aus, unter anderem kann das Durchfall sein (Seite 23). Hier schließt sich nun der Teufelskreis: Diese Patienten erleben genau das, was sie befürchtet haben – kaum möchten sie aus dem Haus gehen, setzen Durchfälle ein. Wenn sie aber ohne Termine und Verpflichtungen zu Hause sind, ist alles in bester Ordnung. Dass sich diese Menschen mehr und mehr zurückziehen und weniger am Leben teilnehmen, ist verständlich. Dennoch ist es wichtig, aktiv gegen die Ängste vorzugehen, auch wenn es schwierig ist, denn durch die Erkrankung gehören Durchfälle zum Leben. Ziel kann sein, die angstbedingte Verstärkung der Symptomatik abzubauen. Auch hier hilft die angstlösende Tiefenatmung. Die Patienten können ihre Grenzen in kleinen Schritten erweitern, Erfolgserlebnisse anerkennen und abspeichern. Eine unterstützende Psychotherapie ist zu empfehlen.

Diabetes mellitus

Patienten mit Diabetes haben häufig Angst vor einer Hypoglykämie, einer Unterzuckerung. Dies kann bis zu Bewusstlosigkeit, Krampfanfällen und Schock führen. Die Anfangssymptome sind mit den Symptomen bei Ängsten und Panikattacken leicht zu verwechseln – es kann zu Kreislauf- und Blutdruckproblemen kommen (Herzrasen, Zittern, Schweißausbrüche ...).
Die uralte Stressreaktion führt zu einer Veränderung des Hormonhaushalts, was wiederum für Diabetiker ungünstig ist und tatsächlich eine Hypo- oder Hyperglykämie (erhöhter Blutzuckerspiegel) bewirken kann.
Es ist dann sehr empfehlenswert, den Blutzuckerspiegel zu messen. Bei drohender Hypoglykämie, die eventuell nicht von einer Panikattacke zu unterscheiden ist, ist Traubenzucker oder Fruchtsaft hilfreich!
Auch hier kann die angstlösende Tiefenatmung helfen, zu mehr innerer Ausgeglichenheit und Ruhe zu kommen, Ängste besser kontrollieren zu können und den Hormonhaushalt nicht zusätzlich zu belasten.«

TIEFENATMUNG IM ALLTAGSSTRESS

Die Kombination von angstlösender Tiefenatmung und Loslassen ist nicht nur eine Technik zur Bewältigung von Panikattacken. Sie kann zusätzlich auch im normalen Alltag, in Stresssituationen und bei einer ängstlichen Grundhaltung sehr hilfreich sein.

IMMER UND ÜBERALL TIEF ATMEN

Immer wieder bekomme ich von Patienten überschwängliche Rückmeldungen – und sie beschreiben insbesondere, um wie viel freier und lebendiger sie sich während der Tiefenatmung fühlen. Genauso sind aber viele enttäuscht, dass sie sofort in ihre alte Flachatmung zurückfallen, sobald sie nicht mehr auf ihre Atmung achten. Das ist am Anfang auch gar nicht anders zu erwarten.

Sie können jedoch die angstlösende Tiefenatmung zu einer dauerhaften, automatisierten Atmung weiterentwickeln.

Damit werden Sie sich nicht nur allgemein besser fühlen, sondern Sie haben auch eine gute Chance, dass sich das Lösen von akuten Körperanspannungen und Ängsten fest mit dem Ausatmen verbunden hat. Aber hier gibt es keine Garantie, denn die Atmung ist immer auch ein Spiegelbild der inneren seelischen Verfassung (Seite 70).

Die Atemtechnik automatisieren

Damit Ihr Körper diese neue Atmung dauerhaft verinnerlichen und sie sozusagen automatisieren kann, müssen Sie die Tiefenatmung gut eingeübt und für sich eine Form gefunden haben, deren Intensität und Frequenz zu Ihnen passen und Ihnen angenehm sind. Aber diesen ersten Schritt werden Sie sowieso machen, da Sie ja Ihre Panikattacken besiegen wollen. Im nächsten Schritt können Sie Folgendes tun:

➤ Versuchen Sie, so oft es geht an die Tiefenatmung zu denken und dann unmittelbar auch tief zu atmen – und sei es auch nur für ein paar Sekunden.

➤ Vielleicht schauen Sie sich gelegentlich noch mal die einführende Übung auf Seite 32 und die unterstützenden Übungen auf Seite 33 an. Diese können Sie sehr gut im Alltag nutzen, um die tiefe Atmung einzuleiten.

EINFACHER TRICK IM ALLTAG

Im Yoga und in der Atemtherapie kennt man Handhaltungen (Finger-Mudras), die den Atem automatisch vertiefen:

➤ Beide Mittelfingerkuppen gegeneinander drücken; oder alle 10 Fingerkuppen zusammendrücken, anfangs nicht öfter als 7-mal (weitet und vertieft den Atem).

➤ Hände falten und mit den Fingerkuppen leicht auf die Handrücken drücken (verlängert und verstärkt die Ausatmung).

Kleine Erinnerungshilfen

Wenn Sie irgendwann feststellen, dass Sie diese Atmung im Alltag regelmäßig vergessen, können Ihnen kleine Tricks helfen:

➤ Hängen Sie überall in Ihrer Wohnung kleine Zettel mit dem Hinweis »Atmen« auf.

➤ Stellen Sie ein Schild oder einen Gegenstand an Ihren Arbeitsplatz, das oder der Sie an das Atmen erinnert. Vielleicht hilft Ihnen auch ein besonderes Schmuckstück.

SO GEHT ES WEITER

Wenn Sie Ihre Tiefenatmung täglich 10-, 20- oder 30-mal nur kurz aktivieren, wird Ihr Körper sie nach und nach übernehmen und verinnerlichen. Erfahrungsgemäß können Sie mit einem Zeitraum von etwa sechs Monaten bis zu zwei Jahren rechnen. Diese Verinnerlichung ist ein schleichender Prozess, in dem Ihre Atmung nach und nach tiefer und freier wird. Die Umstellung von der Flach- zur Tiefenatmung hängt wesentlich davon ab, wie oft und wie intensiv Sie sich Ihre tiefe Atmung vergegenwärtigen.

DIE ÄNGSTLICHE GRUNDHALTUNG

Stellen Sie sich vor, Sie befänden sich in einem Raum mit mehreren Ihnen unbekannten Menschen. Wie würden Sie sich verhalten? Würden Sie sich unter die Menschen mischen oder eher erst einmal abwartend am Rande stehen? Viele Menschen sind von Grund auf eher ängstlich und warten ab. Sie prüfen zunächst einmal, mit wem sie es zu tun haben, bevor sie überhaupt Kontakt zu anderen Menschen suchen. Sie sind sich ihrer selbst nicht sicher, fühlen sich neuen Situationen nicht gewachsen oder haben Angst vor anderen Menschen, vor Zurückweisung oder Kritik.

Wie Ängstlichkeit entsteht

Gehen wir einmal ganz weit zurück in frühkindliche Erfahrungen: Falls die Mutter nicht schon vorgeburtlich sehr negative Erlebnisse und Emotionen hatte, kann man davon ausgehen, dass ein neugeborener Säugling angstfrei auf diese Welt kommt (abgesehen von wenigen angeborenen Urängsten, Seite 20). Doch schon die Art und Weise der Geburt selbst kann Ängste einprägen.

In den ersten Lebensmonaten baut ein Baby Urvertrauen in diese Welt auf. Wenn es hier in seinen Bedürfnissen nicht ausreichend befriedigt wird (durch Schreienlassen, wenig Körperkontakt, zu wenig liebevolle Zuwendung), kann sich das Urvertrauen nicht vollständig entwickeln.

Wenn sich dann später die eigene Identität herausbildet, ist das kleine Kind auf positive äußere Rückmeldung und Bestätigung angewiesen, andernfalls beginnt es, an sich zu zweifeln. Auch äußere Geschehnisse oder Lebensumstände können Angst machen – wie ständiger Streit zwischen den Eltern oder wenn es keine zuverlässige, vertrauenswürdige Bezugsperson gibt.

Es würde hier zu weit führen, auf alles einzugehen, was das kindliche Vertrauen erschüttern kann. Grundsätzlich lässt sich sagen: Viele Menschen entwickeln eine mehr oder weniger ausgeprägte ängstliche Grundhaltung dem Leben gegenüber.

Gefangen in Ängsten

Stellen Sie sich bitte wieder den Raum mit den unbekannten Menschen vor. Ein sehr ängstlicher Mensch würde zunächst lange am Rand oder in der äußersten Ecke des Raums stehen. Er würde die Lage beobachten: Was sind das hier für Menschen? Gibt es welche, die ganz vertrauenswürdig aussehen? Was würden die jetzt denken, wenn ich auf sie zugehe? Was ist, wenn die mich aber ablehnen oder auslachen?

Sie sehen schon: Dieser ängstliche Mensch tut sich äußerst schwer, er ist in sich und seinen Ängsten gefangen. Das führt zur Schutz- oder Hab-Acht-Haltung (Seite 22).

Wie der Körper die Angst ausdrückt

Der Körper ist durch die alten Ängste blockiert, und das zeigt sich in seiner Haltung. Sie ist nicht offen, sondern verschlossen:

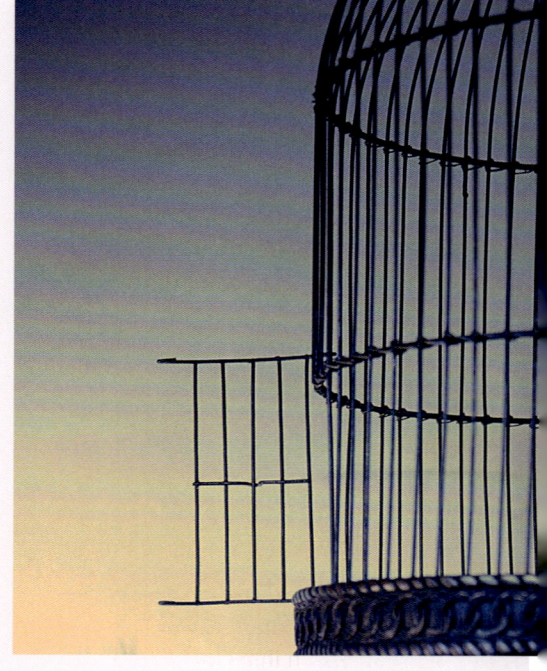

Wie einen Vogel, der endlich in die Freiheit fliegt, erlösen Sie Ihren Körper jetzt aus der langen Gefangenschaft der Angst.

Der Oberkörper ist leicht nach vorn gebeugt, der Blick eher nach unten gerichtet, die Schultern sind nach vorn gezogen. Menschen mit einer sehr ängstlichen Grundhaltung bewegen sich verkrampft, haben eine leise Stimme – und ihre Atmung ist auffallend flach!

Der Atem spiegelt die Seele

Die Atmung ist immer ein Spiegel der inneren seelischen Verfassung: Das Einatmen steht für die Öffnung und das Vertrauen nach außen und in die Welt. Das Ausatmen steht für das Abgeben und Loslassen.

Körperhaltung und Kommunikation

Ein angstfreier Mensch würde jetzt in den Raum hineingehen, er wäre den anderen Menschen zugewandt und könnte Kontakt aufnehmen. Sein Körper wäre aufgerichtet, die Schultern entspannt, die Handflächen eher öffnend nach vorn gerichtet. Er würde Kontakt zu den anderen Menschen suchen, sich aber auch wieder zurückziehen, falls der Kontakt ihm nicht gefällt. Das Prinzip dahinter: Einlassen, aber auch loslassen können. Ein ängstlicher Mensch dagegen würde allenfalls sehr vorsichtig und in seiner Hab-Acht-Haltung in den Raum gehen. Er würde sich eher schwertun, Kontakt aufzunehmen. Falls er aber endlich Kontakt hätte, würde er wahrscheinlich daran festhalten, egal ob der andere Mensch ihm guttäte oder nicht. Das Prinzip dahinter: Angst vor Neuem, dafür an Vertrautem festhalten, und möglichst Kontrolle erreichen und behalten.

Der Weg aus der Hab-Acht-Haltung

Wenn ein Mensch wieder frei werden und angstfreier am Leben teilhaben möchte, ist es vor allem wichtig, dass er seine alten Verletzungen erkennt und diese verarbeitet. Darüber hinaus gibt es einengende unterbewusste Muster, Glaubenssätze sowie ungelöste innere, oft frühkindliche Konflikte. All diese Themen können außerordentlich gut psychotherapeutisch bearbeitet werden. Je massiver die Probleme, desto notwendiger ist eine Psychotherapie.

Dennoch mache ich oft folgende Erfahrung: Wenn Patienten sich im Rahmen einer Psychotherapie endlich aus alten Lebensmustern und Konflikten befreien und ihr Leben mutig verändern wollen, steht ihnen häufig immer noch sozusagen ihr Körper mit seiner Schutzhaltung im Weg. Denn eine ängstliche Hab-Acht-Grundhaltung ist fest im Körper verankert!

Deshalb hilft es den Patienten, wenn sie ihren Körper parallel zur Psychotherapie nach und nach aus der alten und fest eingeprägten Hab-Acht-Haltung befreien, indem sie die angstlösende Tiefenatmung erlernen. »Nebenbei« kommen sie so auch besser mit sich in Kontakt und erlangen einen tieferen Zugang zu ihren Gefühlen und Emotionen.

Wie ist es bei Ihnen?

Wie deutlich sich Ängste in der Körperhaltung spiegeln, ist auch eine Frage deren Ausmaßes. Vielen Menschen sieht man diese Schutzhaltung vielleicht äußerlich nicht an, und die Ängste mögen auch nicht so massiv sein. Wie ist es bei Ihnen? Vielleicht spüren Sie eine gewisse Schutzhaltung oder Blockade Ihres Körpers, möglicherweise auch nur in bestimmten Situationen.

Wenn Sie bisher flach geatmet haben und nun die angstlösende Tiefenatmung verinnerlichen, werden Sie in jedem Fall eine positive Veränderung merken, beginnend mit einem allgemein freieren Körpergefühl!

Wenn alles blockiert

Bei besonders schweren Angsthürden hilft ebenfalls die sehr bewusst und intensiv eingesetzte angstlösende Tiefenatmung.

Ein Beispiel aus meiner Praxis: Eine Patientin hatte endlich den Mut gefasst, ein lange aufgeschobenes Problem mit ihrem Partner zu besprechen. Als sie aber nun unmittelbar vor ihm stand, blockierte ihr Körper. Die Stimme blieb ihr weg, und sie bekam keinen Ton heraus. Schließlich fragte er, was denn los sei. Da antwortete sie: »Gar nichts«, drehte sich um und verschwand.

Wie bei einer Panikattacke agiert hier der innere Polizist (Seite 15): Früher hat er immer erlebt, wie schrecklich demütigend es für die Patientin war, im Gespräch von Mutter oder Vater bloßgestellt zu werden – deshalb zieht er jetzt die Notbremse und versetzt den Körper unmittelbar in Alarmbereitschaft. Alles in der Patientin schreit danach, die Aussprache zu vermeiden und zu fliehen, obwohl sie es vom Kopf her eigentlich nicht möchte.
Mit einer bewussten angstlösenden Tiefenatmung kann sich die Patientin in dieser Situation selbst über ihre Hürde helfen und dadurch lernen, Konflikte auszutragen.

Hilfe bei Ängsten

Nicht nur bei Panikattacken hilft diese Atmung. Auch in allen anderen Situationen, in denen Menschen Ängste haben, die ihren Körper beeinträchtigen oder gar blockieren, hilft diese Methode großartig, zum Beispiel bei Redeangst, Unsicherheit in Prüfungen (Seite 65) oder Schlafstörungen (Seite 75). In all diesen Situationen können Sie nun Ihren Körper bewusst und unmittelbar beruhigen. Als Beispiel sei hier das Vorgehen bei Grübelzwang erläutert.

Zwanghaftes Grübeln

Stellen Sie sich vor, Sie müssten um jeden Preis einen Nagel in die Wand schlagen, verfügten aber über keinerlei harte Gegenstände und suchten trotzdem immer und immer weiter danach. Genauso kann unser innerer Wachtmeister den Verstand zwingen, pausenlos nach Lösungen zu suchen, die es aber gar nicht gibt.
Wer dazu neigt, ständig ängstlich zu grübeln, wird körperlich zunehmend unruhiger und angespannter. Wie in einem Teufelskreis verstärken sich Grübelzwänge und ängstliche Körperreaktion gegenseitig.

➤ Jetzt empfiehlt es sich, zunächst den Körper mithilfe der angstlösenden Tiefenatmung zu entspannen. Dann kann auch der Kopf die Grübeleien deutlich leichter beenden.

➤ Nutzen Sie außerdem mentale Techniken wie den Gedankenstopp, um bewusst aus dem Gedankenkreisen auszusteigen.

Der Gedankenstopp

➤ Sobald Sie sich beim Grübeln erwischen, sagen Sie ganz entschieden innerlich oder laut zu sich: »STOPP!« Gerne auch öfter. Stellen Sie sich dazu ein großes Stoppschild vor. Damit halten Sie das Gedankenkarussell an.

➤ Um ganz abzuspringen, sollten Sie jetzt an etwas Schönes denken: an Ihren Urlaub, eine besonders schöne Situation, etwas, das Ihnen Kraft gibt! Die guten Gedanken sorgen dann auch für einen entspannteren Körper.

DER TÄGLICHE STRESS UND DIE ANGST

Stress ist ein Zeichen unserer modernen Zeit. Früher konnten sich Menschen weit mehr auf eine bestimmte Tätigkeit konzentrieren. Heute jedoch müssen wir multifunktional agieren. Überlegen Sie einmal, wie viele Dinge Sie meist gleichzeitig zu bedenken haben. Und kaum beginnen Sie eine Tätigkeit, schon klingelt Ihr Handy, und Sie werden wieder unterbrochen.

Äußere Stressfaktoren

Letztlich bestimmen nicht Sie, wann und was Sie tun. Es sind die äußeren Anforderungen, die Sie dominieren. Sie fühlen sich wie ein Getriebener. Statt selbstbestimmt sind Sie mehr oder weniger fremdbestimmt.
Stress ist der Ausdruck einer gewissen Ohnmacht, die aufkommt, wenn man einem Übermaß an Anforderungen nicht mehr gerecht werden kann. Immer hat man dann das Gefühl, zu viele offene »Baustellen« im Leben zu haben. Fast niemand – außer vielleicht Menschen nach ihrem aktiven Berufsleben – hat subjektiv das Gefühl, dass die Zeit ausreicht. Die Momente, in denen man tatsächlich einmal gelassen sein und all die Details und Eindrücke des »Hier und Jetzt« in der Umwelt wahrnehmen kann, werden leider immer seltener. »Entschleunigung« ist ja ein Modewort der heutigen Zeit. Wie aber soll man sein Leben entschleunigen? Hierzu kann dieses Kapitel einige Antworten geben.

Innerer Stress

Zu den äußeren Stressfaktoren, zur realen Überlastung, kommen meist innere Ängste. Das mag Ihnen nicht bewusst sein, da Ängste auch unterbewusst wirksam sein können – diese Ängste aber treiben Sie stets an! Es gibt nachvollziehbare, auf die Gegenwart bezogene Ängste (zum Beispiel Angst vor Jobverlust), die den äußeren Druck von innen her verstärken. Oft sind es jedoch grundlegende, in der Kindheit angelegte Ängste ähnlich denen, die ich ab Seite 69 geschildert habe. Hier einige Beispiele:

- Angst, etwas zu vergessen.
- Angst, etwas nicht rechtzeitig oder gut genug zu machen oder gar nicht zu schaffen.
- Angst, nicht perfekt zu sein. »Ich darf keine Fehler machen!«
- Angst, keine gute Mutter/kein guter Vater zu sein.
- Angst, dass die eigenen Kinder genauso wenig Zuwendung bekommen könnten wie man selbst in seiner Kindheit.
- Angst, die Familie nicht ernähren zu können (angelegte existenzielle Ängste vor Hunger und Armut).
- Angst vor der Kritik anderer.
- Angst, etwas zu verpassen.

Natürlich können die Ängste unterschiedlich ausgeprägt sein – immer aber führen sie zu einer Anspannung in Körper und Geist! Viele gestresste Menschen befinden sich den gesamten Tag über in der Hab-Acht-Haltung (Seite 22).
Wenn Sie möchten, überlegen Sie jetzt, welche Ängste Sie antreiben könnten.

Die Stressspirale

Wenn die äußere Überlastung auf solch alte Ängste, Verhaltensmuster und innere Antreiber trifft, erhöht sich der Druck und somit der Stress. Man muss dann zum Beispiel nicht nur ganz viel erledigen, sondern es obendrein perfekt machen. Oder man kann es sich nicht verzeihen, nicht alles geschafft zu haben – man kann nicht mal »fünfe grade sein lassen«. Oder das Staubkorn auf dem Teppich hat eine höhere Dringlichkeit als die Notwendigkeit, sich auch mal zu erholen. Die Anforderungen des Alltags können im Stress oft nicht mehr sinnvoll in Einklang mit den eigenen Bedürfnissen gebracht werden. Viele Menschen sind dann wie Hamster in einem Laufrad, es fehlt ihnen die Fähigkeit, das eigene Handeln zu hinterfragen und ein richtiges Maß zu finden.

So beugen Sie dem Stress vor

Hier kommt nun unsere angstlösende Tiefenatmung ins Spiel! Ist sie automatisiert, ergeht es Ihnen nicht wie in dieser Geschichte.

Das Boot läuft langsam voll …

Stellen Sie sich vor, Sie fahren morgens mit einem Ruderboot auf einen großen See hinaus. Sie sind ausgeruht, und durch Ihre kraftvollen Ruderschläge gleitet das Boot elegant durchs Wasser. Leider hat das Boot ein kleines Leck. Das Leck mag winzig sein, und Sie bemerken zunächst kaum das eindringende Wasser. Mit der Zeit allerdings läuft das Boot immer voller, mit jeder Stunde ist Ihr Boot schwerer zu rudern. Am Abend

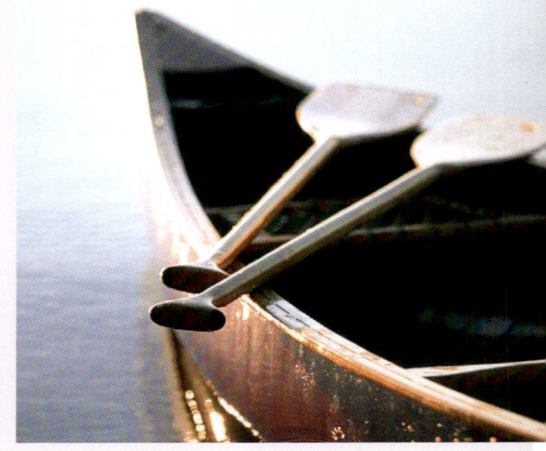

Tief und ruhig atmend, können Sie Ihr »Boot« kraftvoll und gelassen durch den Tag steuern.

ist es dann fast vollgelaufen, und mit letzter Kraft schaffen Sie es zurück zum Steg.

Das eintretende Wasser steht für den Alltagsstress. Vorausgesetzt, Sie haben sich in der Nacht gut erholt, sind Sie am Morgen noch voller Energie. Doch durch die Art und Weise, wie Sie sich im Laufe des Tages verhalten – wie Sie sich ohne Pause hetzen lassen –, steigt der innere Stresspegel an. Das kostet Kraft. Wer kennt das nicht, sich am Ende eines Tages ohne jegliche Energie zu fühlen? Man lässt sich aufs Sofa fallen, zappt sich zwei Stunden durchs Fernsehprogramm und schläft dann bei laufendem Fernseher ein …

Mit dem Atem den Stress »abpumpen«

Eine automatisierte Tiefenatmung wirkt wie eine Pumpe, die das eindringende Wasser gleich wieder abpumpt. Sie löst und verhindert körperliche Anspannung, macht weniger anfällig für Stress. Man kann seine Gefühle leichter wahrnehmen sowie die eigenen körperlichen und psychischen Grenzen. Und das ist die Basis dafür, bewusster zu leben und eine gute Balance zwischen Arbeit und Freizeit, Aktivität und Erholung zu finden.

Tiefenatmung im Stress

Vielleicht verlieren Sie ja in besonders belastenden Situationen manchmal noch Ihre tiefe und schon automatisierte Atmung.

➤ Versuchen Sie dann wahrzunehmen, in welch angespannter Haltung Sie jetzt sind.

➤ Konzentrieren Sie sich darauf, wieder langsamer und sanfter einzuatmen. Lösen Sie mit der Ausatmung bewusst die innere Anspannung, wie Sie es gelernt haben.

Sie werden feststellen, wie gut das tut und wie es Ihnen gleich wesentlich besser geht.

Hilfe bei Schlafstörungen

Als Beispiel für den bewussten Einsatz der angstlösenden Tiefenatmung gehe ich hier kurz auf Einschlafstörungen ein, unter denen sehr viele Menschen leiden.
Zu Einschlaf- oder Durchschlafproblemen kommt es meist, wenn man seine Sorgen sozusagen mit ins Bett nimmt. Nachts ist es nicht möglich, sie auszublenden. Darum ist es ratsam, Probleme lieber tagsüber zu klären oder mit anderen zu besprechen.
Hilfreich kann ein Tagebuch sein, um Belastendes vor dem Schlafengehen loszuwerden.

TYPISCHE STRESSSYMPTOME

Wenn Sie Ihren Körper aus der permanenten und verinnerlichten Angst-Angespanntheit befreien können, tun Sie viel für Ihre körperliche und psychische Gesundheit. Der Anteil an psychosomatischen Krankheiten, also Beschwerden, denen sich keine eindeutig organische Ursache zuordnen lässt, nimmt immer weiter zu. Dauerstress und -anspannung gehören zu den wichtigsten Ursachen für diese Erkrankungen.

PSYCHOSOMATISCHE SYMPTOME
- Magen- und Darmprobleme, Übelkeit
- Übersäuerung des Körpers (Azidose)
- chronische Rückenschmerzen
- Kopfschmerzen, Migräne nach überstandenem Stress (oft am Wochenende)
- Herzklopfen
- erhöhtes Risiko für Schlaganfall, Bluthochdruck (Hypertonie) oder Herzinfarkt
- Enge in Kehle oder Brust
- innere Unruhe, Zittern
- Asthma
- Hautausschlag
- Haarausfall
- zeitweise Impotenz
- Überempfindlichkeit bei Lärm
- Hörsturz
- Energielosigkeit
- Appetitlosigkeit

PSYCHISCHE SYMPTOME
(in Wechselwirkung mit dem Körper)
- depressive Stimmung (innere Leere und Antriebslosigkeit)
- Schlafstörungen
- Unruhe, Reizbarkeit, Nervosität
- Konzentrationsschwäche, Vergesslichkeit

Entspannt einschlafen

Wenn Sorgen oder Ängste den Körper dennoch unter Anspannung setzen, ist an Schlaf kaum noch zu denken.

➤ Konzentrieren Sie sich nur auf das ruhige Einatmen und auf das Ausatmen, das die Angst und Anspannung löst (Seite 38).

➤ Es kann helfen, beide Hände auf den Bauch zu legen. Damit beruhigen Sie aufgewühlte Emotionen in der Bauchgegend.

➤ Damit Sie nicht immer wieder zu den Problemen zurückkehren, zählen Sie im Geiste jeweils beim Ausatmen mit – mindestens 20-mal. Wenn Sie abschweifen und den Faden verlieren, fangen Sie von vorn an zu zählen.

➤ Eine andere Möglichkeit, die Gedanken zu fokussieren: Stellen Sie sich während des langsamen Atmens vor, Sie seien in einer schönen, beruhigenden Landschaft, zum Beispiel an einem Strand. Was hören und sehen Sie dort? Welche Körperwahrnehmungen spüren Sie? Was tun Sie?

Bei großer Unruhe

Falls Ihr gesamter Körper vor Unruhe kribbelt, befindet sich zu viel Adrenalin im Blut. Adrenalin baut sich nur langsam ab.

➤ Stehen Sie auf und machen Sie kurze körperliche Übungen, zum Beispiel Liegestütze, Kniebeugen oder Treppensteigen, mit denen Sie das Adrenalin abbauen können.

➤ Danach trinken Sie ein Glas Milch oder Wasser oder essen einen Joghurt oder Apfel – und können sicher besser einschlafen.

SICH VON STRESS UND ÄNGSTEN BEFREIEN

Abschließend sei zum Thema Stress gesagt: Werden Sie sich über Ihre inneren Ängste und Antreiber klar, sonst werden diese nie aufhören, Sie zu ängstigen und anzutreiben! Natürlich ist es sehr hilfreich, diese »Pumpe« im Boot zu haben – aber die eigentliche Ursache können Sie nur beheben, indem Sie sozusagen das Leck in Ihrem Boot finden und schließen. Bei einem sehr großen Leck (ältere, tiefer liegende Ängste) ist es gut, sich von einem Spezialisten (Psychotherapeuten) helfen zu lassen.

Angst macht anfällig für Stress

Um die zugrunde liegenden Mechanismen anschaulich erklären zu können, habe ich die ängstliche Grundhaltung und den Stress separat beschrieben – tatsächlich aber gibt es diese klare Trennung nicht.

Menschen mit einer ängstlichen Grundhaltung sind dadurch besonders anfällig für Stress. Aber Stress ist natürlich auch ein Begleitumstand unserer modernen und hektischen Zeit. Wir können jedoch Einfluss darauf nehmen, wie sehr er uns geistig und körperlich belastet.

Letztlich ist es egal, welche Ursachen oder Wechselwirkungen bestehen: Immer sind es Ängste, die auf uns Einfluss nehmen. Und immer befinden wir uns dann in einer angespannten Hab-Acht-Haltung! Deshalb hilft alles, was körperlich entspannt und stärkt.

Die Erdungsübung ● Track 7

Zum Abschluss möchte ich Ihnen eine wunderbare Methode vorstellen, mit der Sie sich im Alltagsstress »erden« und ins Hier und Jetzt zurückholen können. Sie können sie immer dann durchführen, wenn Sie sich gestresst und ausgelaugt fühlen.

Diese Übung schenkt Ihnen Gelassenheit und Kraft und holt Sie zurück in Ihren Körper. Denn wir alle sind selten wirklich »bei uns«. Im Alltag sind wir normalerweise darauf bedacht, allen Anforderungen gerecht zu werden, bedenken viele Dinge gleichzeitig oder grübeln über unsere Sorgen. So sind wir mit den Gedanken überall, auch in der Vergangenheit oder Zukunft – nur oft nicht wirklich bei uns und in der gegenwärtigen Situation. Wir spüren uns in unserem Körper manchmal kaum noch. All die Gedanken (»Hoffentlich vergesse ich das nicht, hoffentlich mache ich keinen Fehler, wie kann ich das am besten erledigen ...«) ziehen uns unsere Kraft ab. Wir sind energetisch »zerfleddert«.

Sich selbst im Hier und Jetzt spüren

Die Erdungsübung hilft, unser Bewusstsein und die Kraft zurück in unseren Körper zu holen. Und indem wir unsere Umgebung bewusst mit allen Sinnen registrieren, erden wir uns im Hier und Jetzt. Es ist so, als ob wir all die unnötigen Gedankenstränge abschneiden. Nun sind wir wieder wirklich bei uns, können unseren Körper besser wahrnehmen und bewusster und gelassener den Alltag bewältigen.

➤ Phase 1: Atmen Sie 3- bis 5-mal langsam und tief in den Bauch. Mit dem Ausatmen lösen Sie die Anspannungen (Seite 38).

➤ Phase 2: Schließen Sie die Augen. Stellen Sie sich vor, wie Sie den Sauerstoff beim tiefen Einatmen in beide Füße schicken. Führen Sie das fort, bis die Füße anfangen zu kribbeln. Dann atmen Sie ebenso in die Beine, die Hände, die Arme und so weiter, bis Sie das Gefühl haben, der gesamte Körper vibriert oder kribbelt. Was Sie jetzt spüren, ist Ihre Kraft oder Lebensenergie, die Sie sich eben zurückgeholt haben.

➤ Phase 3: Öffnen Sie Ihre Augen. Registrieren Sie bewusst, was Ihre Sinnesorgane wahrnehmen. Sehen Sie sich zum Beispiel einen kleinen Gegenstand genau an, der vor Ihnen steht. Betasten Sie ihn mit Ihren Fingern. Was hören Sie? Was riechen Sie? Schenken Sie den Kleinigkeiten Beachtung, die Sie normalerweise kaum wahrnehmen.

SO GEHT ES WEITER

Anfangs sollten Sie die Erdungsübung in Ruhe zu Hause machen.

Sie werden die verschiedenen Phasen immer schneller durchführen können, vor allem die zweite. Das Ziel ist, dass Sie jedes Mal, wenn Sie sich gestresst fühlen, diese Übung auch mit offenen Augen – zum Beispiel am Schreibtisch – ganz schnell innerhalb von ein bis zwei Minuten durchführen können. Sie werden sehen, dass Sie sich nach dieser Übung wie ein anderer Mensch fühlen!

Bücher & Adressen, die weiterhelfen

Bücher

Doubrawa, Erhard/Blankertz, Stefan: **Einladung zur Gestalttherapie: Eine Einführung mit Beispielen.** Hammer Verlag

Jampolsky, Gerald G.: **Lieben heißt die Angst verlieren.** Goldmann Verlag

Jolander, Andrea: **Da gehen doch nur Bekloppte hin: Aus dem Alltag einer Psychotherapeutin.** Heyne Verlag

Middendorf, Ilse: **Der Erfahrbare Atem. Eine Atemlehre.** Junfermann-Verlag

Rogers, Carl: **Therapeut und Klient: Grundlagen der Gesprächspsychotherapie.** Fischer TB Verlag

Stackelberg, Bettina: **Angstfrei arbeiten: Selbstbewusst und souverän im Job.** C. H. Beck

Weitere Themen

Bergholz, Peter: **Dynamische Entspannung. Innere Ruhe und Stärke durch die Kraft der Bewegung** (Buch mit Audio-CD). GRÄFE UND UNZER VERLAG

Brückner, Bernhard und Kathrin: **Bewusst Sein – Die Kunst des Lebens und Erwachens.** Kindle-Edition (eBook)

Daiker, Ilona: **Gelassen wie ein Buddha: Meditationen und**

Achtsamkeitsübungen für 52 Wochen. GRÄFE UND UNZER VERLAG

Eßwein, Jan: **Achtsamkeitstraining** (Buch mit Audio-CD). GRÄFE UND UNZER VERLAG

Hainbuch, Friedrich: **Progressive Muskelentspannung** (Buch mit Audio-CD). GRÄFE UND UNZER VERLAG

Long, Aljoscha A./Schweppe, Ronald P.: **Die 7 Geheimnisse der Schildkröte: Den Alltag entschleunigen, das Leben entdecken.** Heyne Verlag

Mannschatz, Marie: **Meditation: Mehr Klarheit und innere Ruhe** (Buch mit Audio-CD). GRÄFE UND UNZER VERLAG

WICHTIGER HINWEIS

Die Inhalte des vorliegenden Ratgebers wurden sorgfältig recherchiert und haben sich in der Praxis bewährt. Alle Leserinnen und Leser sind jedoch aufgefordert, selbst zu entscheiden, ob und inwieweit sie Übungsanleitungen und Anregungen aus diesem Buch umsetzen wollen. Autor und Verlag übernehmen keine Haftung für die Resultate.

Münchhausen, Marco von: **Wo die Seele auftankt: Die besten Möglichkeiten, Ihre Ressourcen zu aktivieren.** Goldmann Verlag

Schlüter, Christiane: **Der Jakobsweg für zu Hause. In 52 Schritten auf dem Weg zu mir selbst.** GRÄFE UND UNZER VERLAG

Stahl, Stefanie: **Leben kann auch einfach sein: So stärken Sie Ihr Selbstwertgefühl.** Ellert & Richter Verlag

Adressen

Selbsthilfegruppen im Internet:

www.forum.angst-und-panik.de

App für Smartphones
… als ergänzende Hilfe zu diesem Ratgeber: Diese App dient zur Kontrolle der Atemfrequenz in Angst- und Paniksituationen und gibt entsprechend der Atemfrequenz geeignete Hilfen. Sie heißt »Panikattacken Atemkontrolle« und ist zu beziehen beim **Google Android Market.**

Register

Impressum

© 2015 GRÄFE UND UNZER VERLAG GmbH, München Neuauflage von "Frei von Angst und Panikattacken in zwei Schritten", GRÄFE UND UNZER VERLAG, 2013, ISBN 978-3-8338-2723-5

Projektleitung: Reinhard Brendli, Ilona Daiker
Lektorat & Satz: Felicitas Holdau
Bildredaktion: Henrike Schechter, Julia Fell
Layout & Umschlaggestaltung: independent Medien-Design GmbH (Horst Moser), München
Herstellung: Markus Plötz
Lithos: Repro Ludwig, Zell a. See
Druck und Bindung: Print Consult, München

ISBN: 978-3-8338-4623-6
1. Auflage 2015

Umwelthinweis: Gedruckt auf PEFC-zertifiziertem Papier aus nachhaltiger Waldwirtschaft.

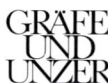

Ein Unternehmen der
GANSKE VERLAGSGRUPPE

Die GU-Homepage finden Sie im Internet unter www.gu.de

Bildnachweis

Fotoproduktion: Johannes Rodach, München
Weitere Fotos: Corbis S. 4, 11, 74; f1online S. 63, 66, 70; Fotosearch S. 14; Mauritius S. 53, 58; Plainpicture S. 2, 26, 49, U4; Thinkstock S. 47
Illustrationen: Detlef Seidensticker
Syndication: www.jalag-syndication.de

CD

Autor: Christian Haimerl
Konzeption: GRÄFE UND UNZER VERLAG GmbH
Musik: Christian Haimerl
Produktion: Basic Recordings GbR, Hamburg;
H-Peh Mastering, Hamburg
© 2013 GRÄFE UND UNZER VERLAG GmbH, München

Dank

Ich danke allen Patienten, die mich ermutigt haben, dieses Buch zu schreiben. Vor allem danke ich denjenigen, die mit unglaublichem Mut und großer Offenheit den Weg mit mir gegangen sind, sodass ich die Methode mit ihnen gemeinsam entwickeln konnte.

 www.facebook.com/gu.verlag

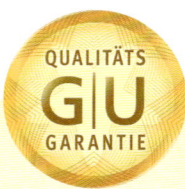